건강한 마음으로 암 치료에 동행하기

걱정에서 희망으로, 질병에서 치유로

건강한 마음으로 암 치료에 동행하기
걱정에서 희망으로, 질병에서 치유로

2022년 12월 22일 초판 1쇄
2023년 12월 29일 초판 2쇄

지은이 김경란 외
펴낸곳 연세대학교 출판문화원

주소 서울특별시 서대문구 연세로 50
등록 1955년 10월 13일(제9-60호)
전화 02) 2123-3378~82
팩스 02) 2123-8673
전자우편 ysup@yonsei.ac.kr
홈페이지 http://press.yonsei.ac.kr

기획 황세희
편집 구상나무
북디자인 이순민
삽화 jebi. J

ISBN 978-89-6850-697-0 (03510)

값 17,000원

이 책은 연세대학교 의과대학 정신과학교실 발전기부금 및 의학행동과학연구소 발전기부금의 일부 지원에 의해 제작되었으며, 이 책의 판매수익금은 연세의료원 소아암환자에게 기부됩니다.

연세암병원
YONSEI CANCER CENTER

✚ 연세암병원기획총서 02

건강한 마음으로 암 치료에 동행하기

걱정에서 희망으로, 질병에서 치유로

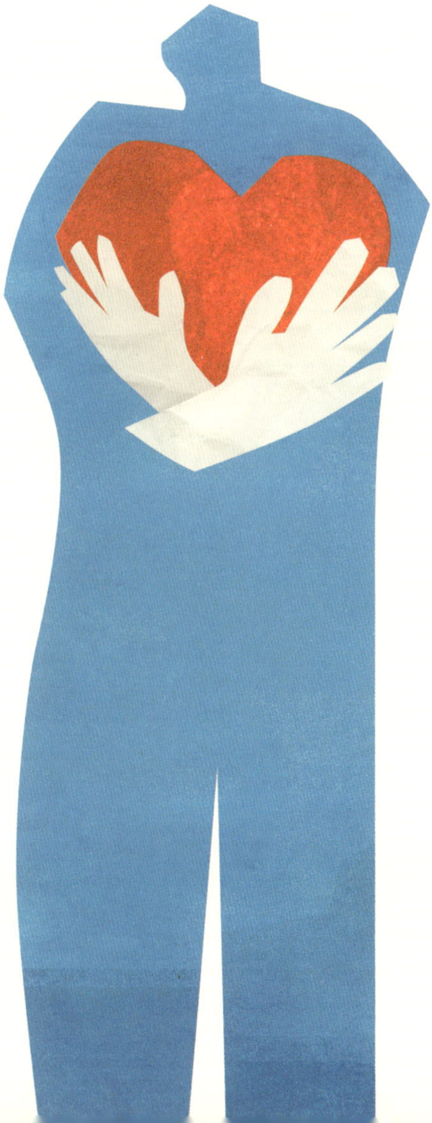

강지인
김경란
김도형
김은주
남궁기
류진선
박재섭
석정호
송동호
안석균
오주영
이덕종
이시원
이 은
이정한
정영철
천근아

연세대학교 출판문화원

서문

전인적인 암 치료의 여정에 동행하는 의료진이 전하는 희망 메시지

현대 의학은 21세기 정보통신기술(IT)과의 융합을 통해 진단과 치료 분야에서 눈부신 발전을 이루었습니다. 암 생존율이 70%를 넘게 되었는데, 새천년이 시작되던 2000년의 생존율 45%와 비교하면 지난 20년간의 암 치료 성적의 향상은 놀라움을 뛰어넘어 경이롭기까지 합니다.

이처럼 암 진단의 방법과 치료의 결과가 발전한다고 하더라도 암으로 진단받는 것은 여전히 우리 모두에게 두려움으로 다가오며 담담하게 받아들이기가 쉽지 않습니다.

현재 우리나라에서 새로이 암으로 진단받는 환자 수는 연간 약 25만 명 이상이며 고령 사회가 진행될수록 그 수는 더욱 증가할 것으로 보입니다. 실제 2019년 국가암등록통계에 따르면 신규 암 환자의 발생 건수가 2018년 24만 5,874명, 2019년 25만 4,718명이며 누적 암 환자 수는 2018년 기준으로 이미 200만 명을 넘었습니다.

통계청의 자료에 따르면 2021년 국내 질병 사망자의 원인 분석 결과 총 사망자 31만 7,680명 중 직접적으로 암이 원인인 경우가 8만 2,688명(26%)으로 심장질환, 폐렴, 뇌혈관질환, 자살 등으로 사망한 사람을 모두 더한 수치와 비슷합니다. 성별로 따져 보면 남성은 3~4명 중 한 명이, 여성은 5명 중 한 명이 암으로 사망하고 있습니다.

암은 수술, 항암 약물 치료, 방사선 치료 등 어떤 방식의 치료를 받더라도 이런저런 후유증이나 합병증이 나타날 수 있으며, 치료의 성공 여부를 치료 후 5년 생존율로 판단하다 보니 성공적으로 치료를 받은 환자도 5년 동안 주기적으로 병원을 방문해 검사를 통해 암의 재발이 없다는 사실을 확인해야 합니다. 이러한 치료와 추적 과정에서 환자는 신체적 불편함뿐만 아니라 불안, 분노, 우울, 불면 등과 같은 여러 종류의 정신적 고통을 호소하는 경우도 많습니다.

어떤 병이건 심리적 스트레스 상황은 적극적으로 치료에 순응하는 데 걸림돌이 되거나 심지어 치료의 효과를 저해할 수도 있습니다.

암 환자의 삶의 질을 높이기 위한 가이드라인을 선도적으로 제시하는 미국의 NCCN(National Comprehensive Cancer Network, 국립종합암네트워크)은 시기와 정도의 차이는 있지만 거의 모든 암 환자들이 심리적 고통, 즉 분노, 슬픔, 공포, 무력감 등을 경험하기 때문에 이러한 심리적 고통의 문제를 해결하는 것이 상당히 중요하며 암 진단 초기부터 적극적으로 전문가의 도움이 필요하다고 조언합니다.

암 환자뿐만 아니라 이들의 투병 과정을 함께하는 가족과 보호자들 역시 환자 못지않은 신체적·정신적 고통을 겪고 있어 암 환자 가족과 보호자들이 심리적인 안정감과 평정심을 유지하도록 교육하고 지지하는 것도 대단히 중요하다고 생각합니다.

연세암병원은 1969년 국내 최초로 암 환자를 각 분야 전문가들이 통합적으로 치료하기 위해 설립한 연세암센터의 정신을 이어받아 보다 전인적(全人的)인 암 치료를 제공하기 위해 2014년에 새 병원을 열고 진료를 시작하였습니다. 암 정복이라는 목표를 향해 환자와 그 가족과 함께 완치를 향한 희망의 길에 동행하는 의료진은 질병을 치료하는 것뿐 아니라 환자와 가족의 삶의 질을 높게 유지하기 위해 많은 노력을 기울이고 있습니다.

이 책은 환자와 보호자, 가족, 친구 등 관련된 모든 사람이 서로 이해하고 배려하면서 암 치료의 긴 여정을 즐겁고 가벼운 마음으로 동행할 수 있도록 연세대학교 의과대학 정신건강의학과 교수님들이 정성 어린 집단지성을 모아 희망 메시지를 전달하고자 하는 마음으로 제작하였습니다.

우리 병원에서 암 치료를 받는 모든 환자와 보호자, 가족과 지인들이 마주칠 어려운 여정에서 따뜻한 이정표가 될 훌륭한 책을 만들어 주신 집필 교수님들께 존경의 마음으로 감사드립니다. 또 출간을 위해 지원을 아끼지 않은 연세대학교 의과대학 의학행동과학연구소와 출판과 관련된 모든 분께도 진심으로 감사드립니다.

2022년 12월

연세암병원장

최진섭

차 례

서문

전인적인 암 치료의 여정에 동행하는 의료진이 전하는 희망 메시지 / 4
최진섭 연세암병원장

I 암과 마음건강

암, 환자의 마음과 의사의 마음 / 13
: 암 진단을 받았을 때, 환자와 의사의 마음은 어떤가요?
김경란 세브란스병원 정신건강의학과 교수, **이시원** 연세암병원 종양내과 교수

암 치유, 건강한 마음에서 시작된다 / 28
: 암 스트레스, 어떻게 받아들여야 할까요?
강지인 세브란스병원 정신건강의학과 교수

II 암 환자의 마음건강관리

첫 번째 암 진단과 마음건강관리 / 57
: 난생처음 받은 암 진단, 내 마음은 어떻게 건강해질 수 있을까요?
박재섭 일산병원 정신건강의학과 교수

재발 암, 난치성 암과 마음건강관리 / 69
: 난치성 암이거나 암이 재발했을 때, 마음건강은 어떻게 지켜야 하나요?
류진선 명지병원 정신건강의학과 교수, **석정호** 강남세브란스병원 정신건강의학과 교수

암에 걸린 아이의 마음건강관리 / 85
: 아이가 암에 걸렸을 때, 내 아이의 마음은 어떻게 돌봐야 하나요?
김은주 강남세브란스병원 정신건강의학과 교수, **천근아** 세브란스 어린이병원 소아정신과 교수

암 치료와 진통제 / 109
: 암성 통증, 진통제에는 어떤 것들이 있나요?
김도형 강남세브란스병원 마취통증의학과 교수

암 진통제와 내성 / 123
: 진통제를 안전하게, 효과적으로 복용하려면 어떻게 해야 하나요?
남궁기 세브란스병원 정신건강의학과 교수, **정영철** 세브란스병원 정신건강의학과 교수

암과 술, 담배 / 134
: 대표적 발암물질인 술과 담배는 어떻게 해야 하나요?
이덕종 용인세브란스병원 정신건강의학과 교수

암과 불면증 / 157
: 암 진단을 받은 후 잠이 안 와요, 어떻게 해야 하나요?
이 은 세브란스병원 정신건강의학과 교수

III 암 환자 보호자의 마음건강관리

암 환자 배우자의 마음건강 / 177
: 배우자가 암 진단을 받았을 때, 나는 어떻게 해야 하나요?
안석균 세브란스병원 정신건강의학과 교수

소아 암 환자 부모의 마음건강 / 204
: 아이가 암에 걸렸을 때, 나는 어떻게 해야 하나요?
송동호 세브란스 어린이병원 소아정신과 교수, **이정한** 세브란스 어린이병원 소아정신과 교수

암 환자 성인 자녀의 마음건강 / 217
: 부모님이 암에 걸렸을 때, 나는 어떻게 해야 하나요?
오주영 강남세브란스병원 정신건강의학과 교수

I

암과 마음건강

암, 환자의 마음과 의사의 마음

: 암 진단을 받았을 때, 환자와 의사의 마음은 어떤가요?

김경란 세브란스병원 정신건강의학과 교수
이시원 연세암병원 종양내과 교수

환자의 마음

암 환자가 된다는 것은 매우 놀랍고 두려우며 슬프고 괴로운 경험입니다. 암의 경과 중에 암이 진행되고 전이되거나, 관해되었다가 재발하거나, 더 이상 완치 목적의 치료가 불가능할 때, 암 환자의 괴로움은 극에 달하게 됩니다. 이러한 부정적인 감정의 기복이 반복되면서 환자들은 점점 지쳐 갑니다.

암 환자의 심리적 어려움은 당혹감, 슬픔, 두려움과 같이 일반적으로 느낄 수 있는 정상적인 감정 반응에서부터 우울, 불안, 공황, 사회적 고립, 실존적 위기와 같이 심리사회적인 기능 손상을 야기하는 극심한 상태에 이르기까지 다양합니다. 죽음에 대한 공포, 재발/전이가 생기지 않을까 하는 불안 등 미래의 불확실성으로 인한 두려움, 앞으로 닥쳐올 변화와 고통에 대한 걱정이 많아져 작은 신체적 변화에도 큰 병이 아닐까 지나치게 염려하곤 합니다. 또 신체적·정신적으로 자신감을 잃어 겁이 많아져서 지나치게 의존적으로 변하기도 합니다.

'얼마나 오래 사느냐'와 함께 '어떻게 사느냐'가 중요합니다

암 환자의 30~50%는 우울, 불안, 불면 등의 정서적 고통에 시달린다고 합니다. 우울이나 불안이 있을 때 환자는 매사를 부정적으로 생각하게 되고 쉽게 절망에 빠져 하루하루를 힘들게 보내는 경우가 많습니다. 이럴 때 암 환자는 어떻게 행동할까요?

'정신건강의학과'의 진료나 상담에 관한 편견 때문에 망설이기만 할 뿐, 실제로 정신과에 도움을 청하는 사람은 적습니다.

여기에는 "암이니까 기분이 좋을 리가 있겠어?"라면서 우울한 것을 당연한 일로 받아들이는 가족이나 주위 사람들의 생각도 크게 작용합니다.

그런데 암의 조기 발견 노력과 치료 기술의 발달로 이제 암은 '불치병'이 아니라 '난치병', '만성병'이라는 개념으로 바뀌고 있습니다. 과거에는 생존율을 높이는 데에만 관심을 집중했다면, 이제는 '얼마나 오래 사느냐'와 함께 '어떻게 사느냐' 하는 '삶의 질'이 중요한 문제로 떠오르고 있습니다.

스트레스가 암의 진행에 부정적인 영향을 준다는 많은 보고가 있습니다. 만성적인 스트레스와 우울증이 시상하부-뇌하수체-부신 축을 지속적으로 활성화시키고 세포성 T세포와 NK세포의 활성화를 떨어뜨려 종양의 면역 감시와 같은 과정에 영향을 줄 수 있고, 또한 DNA 변성 등의 기전을 통해 암의 발생과 진행에 영향을 줄 수 있다는 것입니다.

동물 실험에서도 스트레스를 조절하지 못할 때 암을 이겨 내는 정도가 낮았고, 생존율도 떨어졌다는 연구가 있습니다. 또한 스트레스 사건이 유방암 발생 위험을 높인다는 결과도 있습니다. 이와 같이 심리적인 부분들이 암 환자의 삶의 질에 매우 큰 영향을 주므로, 이에 대한 관리가 중요합니다.

가족들도 많은 고통을 받게 됩니다. 암 환자와 가족들이 치료 과정에서 난관이 거듭되면서 심리적 갈등으로 훨씬 힘이 들기도 하고, 반면에 심리적 어려움을 해결함으로써 치료 과정이 한결 수월해지기도 합니다.

미국 의학 협회에서는 환자의 심리적 상태에 대한 평가와 치료도 암 치료 과정에 포함되어야 한다고 강조합니다. 이에 따라 의사가 환자의 상태를 파악하는 다섯 가지 생명지표, 즉 호흡, 맥박,

체온, 혈압, 통증의 다섯 가지 바이탈 사인(vital sign)에 '정서적 고통(distress)'을 추가하여 여섯 번째 지표로 삼고 있습니다. 심리적 부분은 전체 건강에서 매우 중요하므로, 환자의 신체적 통증뿐만 아니라 심리적인 고통 또한 반드시 평가되고 적절한 치료가 필요하기 때문입니다.

암 환자는 어떤 심리적 증상을 겪게 되나요?

암 환자는 흔히 4D라고 불리는 죽음(Death), 장애(Disability), 의존(Dependence on others), 외모 변화(Disfiguration)에 대한 두려움을 경험하며 심리적 위기를 겪게 됩니다.

암 진단을 받은 환자의 정서적 반응은 일반적으로 시간에 따라 세 단계로 나눕니다.

초기 반응 단계는 암을 진단받은 지 일주일 이내에 부정, 불신, 절망 등을 경험하는 시기로, 일부 환자는 심한 불안 때문에 검사나 치료 방법에 대해 잘못된 판단을 하기도 합니다.

두 번째 단계는 감정이 동요하는 시기로, 이 시기의 환자는 암이나 죽음에 대한 생각을 반복해서 떠올리며, 우울, 불안, 불면, 집중력 장애, 식욕 부진 등이 1~2주 정도 지속되어 일상생활을 유지하는 것조차 힘들어하는 경우가 있습니다.

세 번째는 적응 단계로 진단과 치료 과정을 받아들이고 개인마다 자신의 대처 방식을 찾아 일상생활로 돌아가는 단계입니다.

이러한 세 가지 단계는 병이 재발 또는 악화될 때 반복되어 나타나기도 합니다.

위와 같은 반응은 암을 진단받은 환자 누구에게나 나타날 수 있는 '정상' 반응이라고 볼 수 있습니다. 평소에 경험하지 않았던 우울, 불안 증상 등을 포함한 감정의 기복이 있을 수 있겠지요. 하지만 어느 정도의 시간이 지나면 치료에 의지를 보이며 정서적 회복 단계를 밟게 됩니다. 그러나 일상생활에 지장을 초래할 정도로, 또는 일반적인 치료 과정에 참여할 수 없을 정도로 심각한 감정의 변화를 겪는 암 환자도 있을 수 있습니다.

특히 암 환자의 10~20% 정도는 치료가 필요한 수준의 우울증을 앓게 됩니다. 기분 저하, 의욕 감소, 불면증과 더불어 식사를 못하거나 여기저기 아픈 곳이 많아지는 등 다양한 신체 증상이 동반됩니다.

암 환자가 복용하는 여러 약제도 우울 증상에 영향을 줄 수 있습니다. 신체적·정신적으로 자신감을 잃어 겁이 많아지고 지나치게 의존하기도 하고, 우울 증상이 심한 경우에는 특히 조절되지 않는 통증이 나타납니다. 사회적으로 고립된 환자는 자살의 위험까지 높아지는데, 암 환자의 자살률은 일반 인구 집단과 비교하여 2~4배 정도 더 높다고 합니다.

또 죽음에 대한 공포, 재발이나 전이 등 미래의 불확실성에 대한 두려움, 앞으로 닥쳐올 변화와 고통에 대한 걱정으로 불안장애가 발생하기도 합니다. 작은 신체적 변화에도 민감하며 지나치게 걱정하게 되고, 주기적인 항암 치료가 예정되어 있을 때, 두려운 시술을 앞두고 있을 때, 검사 결과를 기다릴 때와 같이 특정 상황에 노출되었을 때 불안이 더욱 심해질 수 있습니다.

암 환자에게는 왜 심리적·정신적 어려움이 생길까요?

암 환자에게는 여러 가지 이유로 심리적·정신적 어려움이 생길 수 있습니다. 암이라는 갑작스러운 진단에서 오는 충격, 통증, 구토 등 암의 증상 자체로 인한 고통과 스트레스, 수술과 항암 치료 등의 치료 과정에서 겪는 고통, 암의 뇌전이나 종양에서 생산하는 호르몬에 의한 영향, 감염과 전해질 이상, 빈혈 등이 동반된 신체적 문제 등이 그 원인이 될 수 있습니다.

이 외에도 가족 및 대인관계, 의료진과의 의사소통, 정보 부족과 사회적 편견, 직업 상실 등의 문제로 인해 여러 가지 정신적 어려움을 겪게 됩니다. 어떠한 문제가 단독으로 발생하기도 하지만, 때로는 여러 영역의 문제들이 복합적으로 작용하여 스트레스가 심해지거나 오랫동안 지속되는 원인이 되기도 합니다. 따라서 암 환자가 겪는 심리적 어려움을 총체적으로 파악하여 다양한 측면에서 접근하는 전인적 개입이 필요합니다.

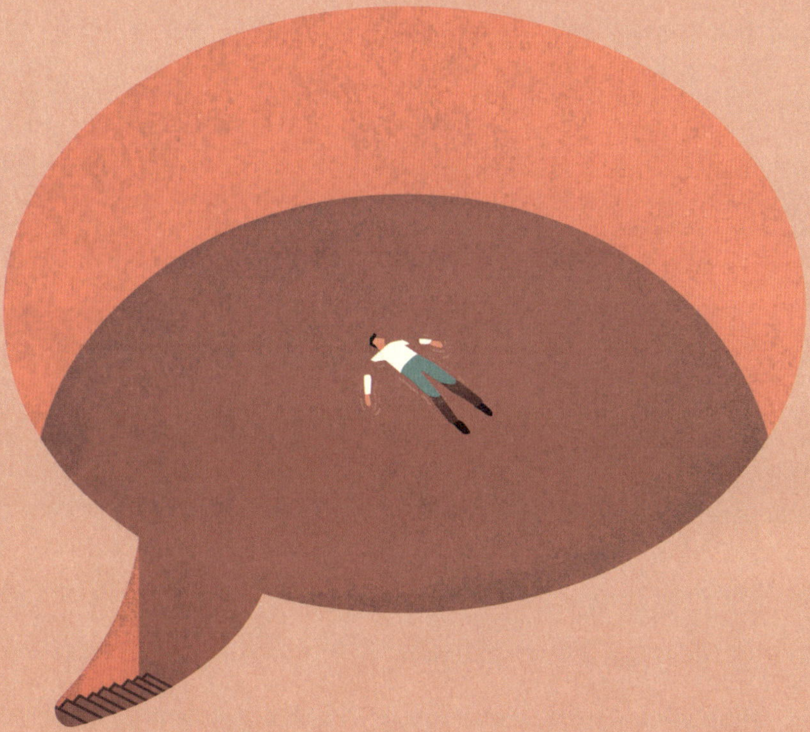

전문적인 치료나 상담이 필요하다고 느낄 때는
망설이지 말고 손을 내밀어야 합니다.
그러면 치료 과정을
훨씬 수월하게 견뎌 낼 수 있습니다.

정신건강은 암 치료에 어떤 영향을 주나요?

이와 같은 심리적인 문제는 암 치료에 많은 영향을 주게 됩니다. 먼저 심리적인 측면에서 우울하고 불안하거나 불면증이 지속되면, 매사를 부정적으로 생각하고 치료 의지가 약해져서 환자가 잘못된 판단을 내릴 수 있습니다. 또 신체적인 측면에서 보면 스트레스가 암의 진행에 부정적인 영향을 준다는 많은 보고가 있습니다. 만성적인 스트레스와 우울증이 시상하부-뇌하수체-부신 축을 지속적으로 활성화시키고 면역세포의 활성화를 억제하여 암의 발생을 유도하고 암이 진행하는 과정에도 악영향을 줄 수 있다는 것입니다.

따라서 스트레스를 잘 관리하고 안정적인 정신건강을 유지하는 것은 암의 치료 과정에서 매우 중요하며, 심리적인 부분은 암 환자의 삶의 질에도 매우 큰 영향을 줄 수 있습니다.

전문적인 치료나 상담이 필요하다고 느낄 때는 망설이지 말고 손을 내밀어야 합니다. 이러한 증상을 상담과 치료를 통해 적극적으로 치료하면, 고통스럽기만 한 치료 과정을 훨씬 수월하게 견뎌낼 수 있습니다.

암 환자의 가족들 또한 엄청난 스트레스를 받게 되는데, 극단적인 방법(술, 흡연 등)으로 스트레스를 풀지 말고 철저한 자기 관리와 환자에 대한 사랑과 기도로 스트레스를 줄이는 것이 좋습니다.

환자가 우울해 보일 때 너무 적극적으로 표현하거나 막연하게 긍정적인 이야기를 건네면 오히려 환자와의 괴리감을 형성할 수 있습니다. 가족 등의 주위 사람은 의연한 태도를 보이며 되도록 밝은 모습을 유지해야 하고, 절망에 빠지지 말고 병의 객관적 상황과 정보 수집에 더 적극적으로 노력하는 모습이 필요합니다.

한편 불안한 마음에 민간요법, 대체요법 등 과학적으로 검증되지 않은 방법들에 대해 알아보게 되는데, 이는 반드시 주의해야 합니다. 환자를 생각해서 따로 가족끼리 회의를 하는 모습은 환자의 우울한 감정을 악화시킬 수 있으므로 중요한 사항들은 환자와 함께 의논하고 결정하는 것이 바람직합니다.

암으로 정신적 고통을 받고 있거나, 암 환자를 돌보는 보호자로서 심리적 스트레스가 너무 과중하여 혼자 해결하기 어렵다면, 정신건강 클리닉을 찾아 적극적으로 전문가의 도움을 받기를 적극 권합니다.

희망과 긍정의 힘을 믿으며 병마와 싸워 많은 암 환자들에게 희망을 주었던 고 장영희 교수는 "넘어져서 주저앉기보다는 차라리 다시 일어나 걷는 것이 편하다"라고 이야기했습니다.

무엇보다 가장 강력한 항암제는 희망이라는 말이 있습니다. 절망은 현실의 고통을 가중시키지만, 희망은 암 치료 효과를 높이는 든든한 지원군임을 잊지 맙시다. 절망하고 자신감을 잃은 태도를 극복할 수만 있다면 그것이 바로 치료 효과를 극대화할 수 있는 가장 좋은 방법일 것입니다.

미국 하버드 의대 종양학 교수인 그루프먼은 『희망의 해부학』이란 책에서 희망이 보여 주는 신비한 작용을 밝혀냈습니다. 그루프먼 박사는 환자들의 병에 대한 좌절이 종양만큼이나 쉽게 퍼져 나간다는 사실을 발견했고, 이에 반해 희망은 종양을 녹여 버리는 엄청난 파워를 가졌다는 것을 또한 알게 되었다고 합니다.

암 환자를 위한 정신건강 클리닉은 어떤 일을 하나요?

연세암병원 종양정신건강의학과에서는 암 환자의 마음의 어려움 해소를 돕기 위해 개인 면담, 가족 상담, 약물 치료 등을 시행하고 있습니다. 암 진단 후 겪는 어려움에서부터 치료 과정 중에 생길 수 있는 불면, 불안, 우울 등을 치료하여 암과 잘 싸워 갈 수 있게 도와주며, 통증이나 구토 등의 신체적 문제로 인한 어려움을 보조적으로 치료하여 삶의 질을 높일 수 있도록 노력하고 있습니다.

(김경란 교수)

의사의 마음

종양내과에 오는 환자들은 대부분 소화기내과, 외과, 흉부외과 등 타과에서 검진을 통해 암을 진단받고, 수술이나 시술 후에 추가로 항암 치료를 위해 내원하게 되는 경우가 많습니다. 이미 암을 진단받고 내원하는 경우가 많은 것이지요.

따라서 의사는 처음 환자와 마주했을 때, 불안한 환자와 보호자와 함께 앞으로의 치료 방향에 대해서 논의하게 됩니다.

의과대학에서 나쁜 소식 전하기는 의사로서 꼭 배워야 할 덕목이지만, 이것은 의사들에게도 어렵고, 가능하면 피하고 싶은 과제입니다.

완치가 가능한 경우에는 그나마 환자에게 설명하기가 수월하지만, 병기에 따라서 재발 위험이 높거나 이미 4기 암으로 완치가 어려울 때는 환자를 마주하고 이러한 소식을 전하는 게 결코 쉽지 않습니다.

그마저도 처음 진단받았을 때는 앞으로 치료를 하면 나을 수 있다는 가능성을 믿고 희망을 품은 환자들이 열심히 치료를 받습니다. 그런데 치료가 잘되는 경우도 많지만, 암의 특성상 치료에도 불구하고 재발하거나 병의 진행이 지속되는 경우가 있을 수밖에 없습니다. 결국 환자와 가족은 말기 암이라는 또 한 번의 힘든 순간을 맞닥뜨리게 되는 것이죠.

"가장 전하기 힘든 소식"을 전해야만 하는 의사

1998년 미국임상종양학회에서 주최한 'Breaking Bad News Symposium'에서 700명의 종양 전문의들을 대상으로 한 설문조사에서 "가장 전하기 힘든 소식"을 물었습니다. 응답자의 45.2%가 "더 이상의 적극적인 암 치료가 어려워 완화의료로 치료가 전환된다는 것"이라며 어려움을 호소했습니다.

이러한 나쁜 소식을 전할 때 가장 어려운 점으로는 58%의 응답자가 "솔직하면서도 환자의 희망을 꺾지 않게 소식을 전하는 것"이라고 답했습니다. 종양내과 의사도 환자에게 희망만 줄 수 있기를 바라지만, 나빠지는 상황을 설명하면서 그만큼 많은 스트레스를 받게 된다는 것입니다.

암이 치료에 잘 반응하지 않는 것, 이것은 어쩔 수 없는 상황일 때가 많습니다. 그렇더라도 치료가 잘되지 않으면 의사도 실패감에 빠지고, 나쁜 소식을 전할 때면 같은 인간으로서 환자의 실망과 슬픔을 바라보며 함께 낙담하게 됩니다. 이것은 어쩌면 당연한 일일 것입니다.

환자와 보호자는 담당 주치의에게 지푸라기라도 잡는 심정으로 남아 있는 치료 옵션에 대해서 끊임없이 질문 세례를 퍼붓기도

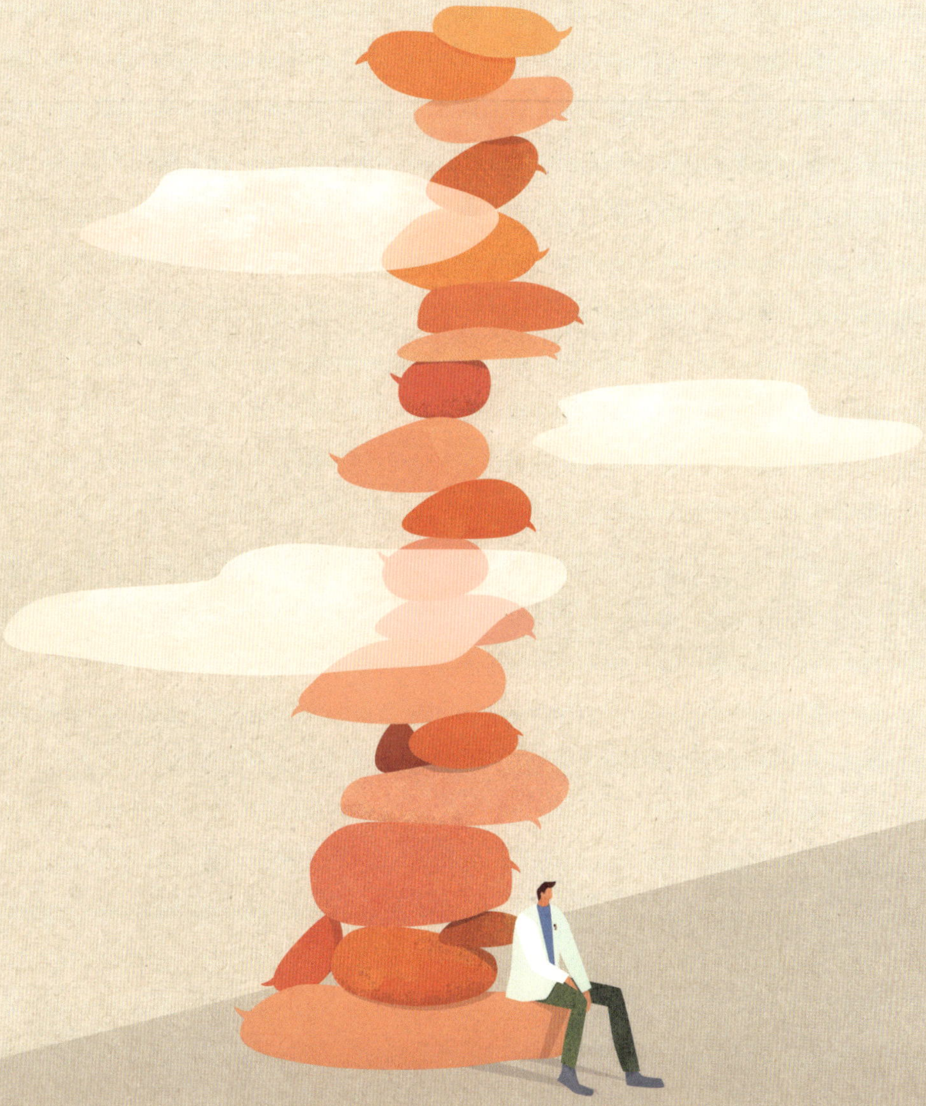

의료진은 어떤 상황에서도
환자와 충분히 소통해야 합니다.
그리고 우리는 매 순간 가장 최선을 바라지만,
최악의 상황을 대비해야 합니다.

합니다.

의사 입장에서는 환자가 이제 남은 삶을 잘 보낼 수 있도록 준비를 해야 하기 때문에 현재의 상황을 설명해야 합니다. 그런데 어떤 보호자는 환자에게 정확한 상태를 설명하지 못하도록 의사를 차단하기도 합니다. 물론 환자가 받을 충격을 걱정하는 보호자의 걱정 어린 제스처임은 알고 있습니다. 그래도 환자가 나름대로 인생을 정리할 기회를 갖지 못하고, 계속해서 좋아질 것에 대한 희망 고문을 당하는 것을 보고 있자면, 의사로서 화가 나고 속상할 때도 있습니다.

우리가 마주하는 암이라는 상황 앞에서 받아들일 부분은 겸

[표 1-1]

Breaking Bad News Symposium, 1998 미국임상종양학회, 종양 전문의 700명 대상

가장 전하기 힘든 소식은 무엇입니까?	
암 진단을 알리는 일	4%
환자에게 재발을 알리는 일	26.4%
더 이상 적극적인 암 치료가 어렵고 완화의료로 치료가 전환된다는 소식 알리기	45.2%
'심폐소생술 금지' 등 말기 암 관련 주제를 논의하는 일	19.5%
나쁜 소식을 전달할 때 가장 어려운 점은 무엇입니까?	
솔직하게 사실을 알리면서도 희망을 빼앗지 않는 일	58%
환자의 감정에 대응하는 일(예: 울거나 분노를 표출할 때)	25.1%
시간을 적절히 안배하는 일	10.3%
환자의 친구나 가족을 동반시켜 상담하는 일	6.5%

The Oncologist 2000; 302-311

허하게 받아들이고, 무엇에 집중해야 하는지 심사숙고해서 판단하고 행동해야 합니다. 그렇게 하기 위해서 의료진은 어떤 상황에서도 환자와 충분히 소통해야 합니다. 또 지금 어디에 집중하고, 무엇이 최선인지를 잘 살펴 나가는 과정이 필요할 것입니다. 현실을 직시하지 못하고 회피하면 가장 힘든 상황으로 가게 될 뿐입니다. 우리는 매 순간 가장 최선을 바라지만, 최악의 상황을 대비해야 합니다.

(이시원 교수)

참고문헌

1. Jerome E. Groopman. The anatomy of hope how people prevail in the face of illness.

2. Baile WF, Buckman R, Lenzi R, Glober G, Beale EA, Kudelka AP. SPIKES-A six-step protocol for delivering bad news: application to the patient with cancer. Oncologist 2000; 5: 302-11.

암 치유, 건강한 마음에서 시작된다

: 암 스트레스, 어떻게 받아들여야 할까요?

강지인 세브란스병원 정신건강의학과 교수

암 치료 과정에서 정신건강관리는 필수적입니다. 스트레스와 마음의 고통은 암 환자의 삶의 질뿐만 아니라 암 치료 순응도, 건강한 생활습관 관리에 큰 영향을 줍니다. 또한 스트레스는 우리 몸의 면역계에 영향을 미칠 수 있어 스트레스 관리는 암 환자들이 암을 이겨 내고 건강한 삶을 살아가는 데 무엇보다 중요합니다.

암의 치유와 정신건강은 어떤 관계가 있나요?

암을 진단받고 치료하는 과정에서 스트레스가 없는 사람은 아마 없을 것입니다. 환자들은 암의 진단부터 암의 경과와 치료 단계에서 많은 위협적인 사건들을 경험하게 됩니다. 갑자기 닥친 진단을 받아들이는 것도, 부작용이 예상되는 치료를 선택하는 것도, 상황마다 어떻게 대처해야 할지도 두려울 수밖에 없습니다. 완치 판정을 받은 경우조차 재발하면 어쩌나 싶어서 두렵고 편치 않습니다. 그러므로 암의 전 과정에서 환자의 마음을 잘 살피는 것이 중요합니다.

암의 조기 발견 및 치료 기술의 향상으로 현대의 암 치료에는 '얼마나 오래 사느냐' 하는 생존율과 함께 '어떻게 잘 사느냐' 하는 문제가 아주 중요해졌습니다. 암 투병 과정에서 개개인의 스트레스 정도, 적응 양상과 스트레스 대처 방식은 심리적 상태와 매우 밀접한 관련성이 있고, 삶의 질과 정신적 건강뿐만 아니라 신체적 건강에도 영향을 줍니다. 따라서 암의 치유와 건강한 삶을 위해서 신체 건강과 더불어 정신건강, 스트레스 관리에 더 많은 관심을 기울여야 합니다.

스트레스와 마음상태는 암에 어떤 영향을 주나요?

높은 스트레스 상태가 지속되는 것은 우리 몸에 유익하지 않고, 암세포에게는 영양분이 될 수 있습니다.

우선 심리적인 측면에서는 스트레스가 높고 우울하거나 불면이 지속되는 경우 치료 의지가 약해지고 부정적인 생각이 많아져

성급한 결정이나 잘못된 판단을 내릴 수 있으며, 건강한 생활습관을 유지하지 못하니 삶의 나날들이 불행한 느낌으로 다가와 괴롭습니다.

신체적인 측면에서 만성 스트레스는 호르몬계, 자율신경계, 면역계 등의 복잡한 시스템과 스트레스 매개물질들을 통해 신체건강에 부정적 영향을 줍니다. 만성 스트레스에 노출되거나 우울, 불면에 시달리는 사람들이 감염에 취약하고 면역력이 떨어져 있다는 많은 보고도 있습니다. 따라서 스트레스를 잘 관리하고 건강한 마음을 지니는 것은 삶의 질과 암 치유에 무엇보다 중요합니다.

이에 관한 연구 결과를 살펴보겠습니다. 핀란드에서 진행된 쌍둥이 코호트 연구는 스트레스 사건이 유방암 발생 위험을 높일 수 있음을 이미 오래전에 학계에 보고했습니다. 165개의 암 발생 연구들을 체계적으로 분석한 2008년의 리뷰 연구에 따르면, 스트레스 관련 정신사회적 요인은 건강하던 사람들에게서 암 발생을 6% 정도 높이는 것으로 나타났습니다. 또한 정신사회적 요인은 암 환자의 생존율을 떨어뜨렸고, 스트레스를 많이 받는 성향을 지녔거나 부정적인 정서 반응이 많은 사람에게서 특히 예후가 좋지 않았습니다. 사회적 지지 체계가 좋은 암 환자의 경우 대처 방식과 삶의 질이 좋고 암 생존율도 높다는 연구들이 보고되었습니다. 그러나 연관성이 없다는 임상 결과들도 보고되었습니다.

사람을 대상으로 한 임상연구에서는 암 발생과 스트레스 사이의 관련성과 기전이 확실히 입증되지 않았지만, 동물을 대상으로 한 연구는 스트레스가 면역계를 비롯한 다양한 신체 시스템을 통해 암 발생과 진행에 영향을 준다는 과학적 근거들을 제시하고 있습니다.

개개인의 스트레스와 정신 특성을 명확히 규정하고 그 영향의 크기를 정확히 측정하는 것은 매우 힘들고 스트레스 이외의 고려해야 할 수많은 요인이 복잡하게 얽혀 있기 때문에 제대로 임상연구를 시행하고 결론을 얻어내는 과정은 참 어렵습니다.

제한점은 많지만, 다양한 연구 근거들을 종합해 보면 스트레스와 우울 같은 정신사회적 요인은 암 발생 자체보다 암이 생긴 뒤의 진행 과정에 더 영향을 미치는 것 같습니다. 즉, 스트레스는 생활방식과 습관, 사회적 관계, 치료순응도 등 암 관련 요인들에 작동하고 면역계에 영향을 미쳐서 암의 경과와 생존 기간에 영향을 줄 수 있다는 것입니다. 스트레스가 암 치유에 유익하지 않다는 것만큼은 명백합니다.

스트레스를 받으면 어떠한 신체 반응이 나타날까요?

만성 스트레스가 면역 시스템을 교란시킨다는 것은 많이 알려져 있습니다. 암세포에 스트레스가 어떤 기전으로 작동하는지 확정적인 근거는 아직 부족하지만, 스트레스가 우리 몸에 어떻게 문제를 일으킬 수 있는지에 대해서 많은 연구가 진행되어 왔습니다.

스트레스는 뇌, 자율신경계, 내분비계 등의 상호작용을 통해 신체에 영향을 미칩니다. 스트레스는 편도체(amygdala, 감정의 핵심 뇌 영역)를 자극하고 자율신경계(autonomic nervous system, ANS)를 활성화시켜 노르에피네프린 같은 카테콜라민 물질들을 증가시킵니다. 그러면 심박동과 혈압이 올라가고 호흡이 빨라집니다. 또한 시상하부-뇌하수체-부신(hypothalamic-pituitary-adrenal, HPA) 축을 활성화시켜 스트레스 호르몬인 코티졸을 증가시킵니다. 만성 스트레스로 인해

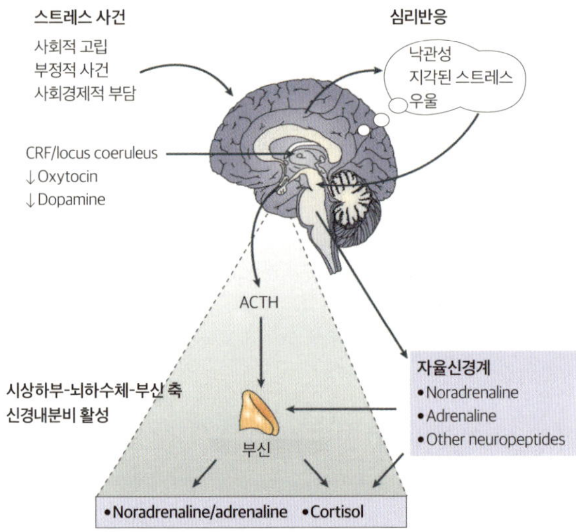

[그림 2-1] 스트레스 시스템

〈스트레스 사건이 뇌에서 위협적으로 인지되었을 때 뇌와 자율신경계, 내분비계를 활성화시켜 노르에피네프린과 코티졸 같은 스트레스 매개물질들을 통해 스트레스 반응을 일으킴.〉

[adapted from *Nature Reviews Cancer* vol 6, pages 240-248, 2006]

오랜 기간 과활성된 코티졸은 변연계(limbic system, 감정과 기억 및 항상성에 중요한 뇌 영역) 및 전전두엽(prefrontal cortex, 판단과 조절의 뇌 영역)에 작용하여 뇌의 기능적·구조적인 변화를 만들고 감정조절, 기억, 판단 등에 부정적인 영향을 줍니다. 이 스트레스 반응은 전전두엽에서 "스트레스를 어떻게 지각하고 받아들이고 판단하느냐"에 따라 크게 좌우됩니다([그림 2-1] 2006년 Antoni et al.).

"마음에는 우리의 뇌와 몸을 변화시키는 힘이 있습니다"

마음의 힘은 강력합니다. 마음에는 우리의 뇌를, 우리의 몸을 변화시키는 힘이 있습니다. 그 예로 플라시보(placebo) 효과를 생각해 봅시다. 진짜 효과가 좋은 약이라는 믿음이 있을 때 통증이나 기분이 나아진다는 플라시보 효과는 뇌 기능 영상 연구를 통해서 증명되었습니다. 통증을 낫게 할 것이라 기대되는 약물은 전전두엽의 관리 기능을 변화시키고 통증 관련 뇌 부위의 활성을 안정시킵니다. 반면 신선한 음식을 먹게 한 후 독성이 있다고 믿게 했을 때, 많은 사람이 심한 복통에 시달렸습니다. 이렇듯 뇌와 몸의 반응은 '어떻게 바라보느냐, 어떻게 마음먹느냐'에 따라 달라질 수 있습니다.

암 관련 연구를 살펴보자면, 앤더슨(Anderson) 등은 수술받은 유방암 환자 대상 연구에서 스트레스가 면역계의 변화를 통해 암의 예후에 영향을 미친다는 결과를 발표했습니다. 맥다니엘(McDaniel)

등은 암 환자들이 겪는 우울증을 잘 치료하면 삶의 질을 높이고 면역 기능을 호전시켜 생존 기간을 증가시킬 수 있다고 보고했습니다. 만성적으로 스트레스에 노출되거나 우울에 시달리는 경우 교감신경계와 우리 몸의 항상성을 조절하는 호르몬 시스템인 시상하부-뇌하수체-부신 축의 과도한 활성이 일어나고 세포성 T세포와 자연살해세포(natural killer 세포, NK 세포)의 활성화를 떨어뜨리는 등 면역세포와 염증반응에 이상이 생겨 종양의 면역감시(immune surveillance)에 문제를 준다는 보고도 있습니다. 또한 스트레스가 DNA 변성 등의 유전자 발현에 영향을 주어 암을 일으키는 데 영향을 미치기도 하고 암을 더욱 진행시키게 하기도 합니다.

스트레스 때문에 암에 걸렸을까요?

스트레스는 암세포의 환경에 영향을 줍니다. 2021년에 에켈링(Eckerling) 등이 암과 스트레스에 대한 연구들을 근거 중심으로 종합 분석하여 〈네이처 리뷰 저널〉에 그림과 같이 모식적으로 설명했습니다([그림 2-2]).

스트레스는 종양의 시작, 성장 및 진행과 관련된 허용 환경을 만들고 암세포를 성장하게 만들 수 있다는 것입니다. 이에 따르면, 스트레스를 뇌에서 위협적인 신호로 인식하게 되면 자율신경계(ANS) 및 시상하부-뇌하수체-부신(HPA) 축을 활성화합니다. 카테콜

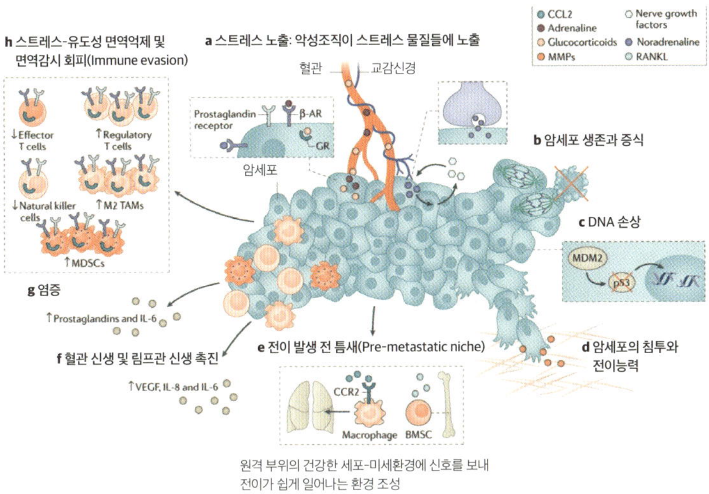

[그림 2-2] 종양과 그 미세환경에 대한 스트레스의 영향
[adapted from *Nature Reviews Cancer* vol 21, pages 767-785, 2021]

라민, 코티졸 등은 부신, 뇌 및 교감 신경 말단에서 방출되어 종양의 미세환경의 여러 구성 요소의 활동을 조절합니다. 종양 세포의 성장과 이동을 촉진시키고 혈관신생촉진 사이토카인 생성 유도 등을 통해 종양으로 들어가는 신생혈관이 생기는 것을 촉진해서 암세포에 영양분과 산소 공급을 원활하게 허용합니다. 스트레스 호르몬은 또한 발암성 바이러스를 활성화하고 면역계를 교란시킵니다. 스트레스는 이런 기전들을 통해 면역계의 외부 방어 시스템을 무너뜨립니다.

진료실에서 만난 안타까운 사연

내가 왜 암에 걸렸을까요? 혹시 스트레스 때문일까요?

유방암 1기를 진단받은 45세 원지영 씨는 울컥울컥 화가 치밀어 올라 잠들기 어렵습니다. 초기에 발견되어 다행이라는 의사의 말이 거슬렸고, 유방암에 걸린 것이 믿기지 않았지요. '다들 건강한데 내게 왜 이런 병이 찾아왔을까.' 이런 생각이 머릿속을 떠나지 않았고 마음고생을 시킨 남편과 시어른 때문이라는 생각에 눈물이 날 뿐이었습니다.

스트레스와 심리적 요인이 삶의 질을 넘어서 암 자체에 영향을 줄 것이라고 믿는 사람이 많습니다. 격무에 시달려서, 누군가가 나를 괴롭혀서, 잠을 너무 못 자서, 일 중독으로 살아와서, 너무 참는 성격이어서 등등 자신이 겪었던 스트레스가 암을 발생시켰다고 믿고 힘들어하는 암 환자들을 진료 현장에서 자주 만날 수 있습니다.

앞서 살펴봤듯이 스트레스는 암 발생 자체보다는 암의 발생 후 진행에 더 영향을 줄 수 있습니다. 남을 탓하고 분노하는 마음에 사로잡히게 되면 오히려 이 순간의 나를 돌보지 못하게 됩니다. 왜 건강관리를 못 했나 후회하며 자책하는 마음도 지금의 나에게 큰 스트레스가 되어 건강에 좋지 않습니다. 현재의 상태를 있는 그대로 받아들이고 마음의 조절감을 회복하는 것이 암 치유에 무엇

마음의 힘은 강력합니다.
뇌와 몸의 반응은 '어떻게 바라보느냐,
어떻게 마음먹느냐'에 따라 달라질 수 있습니다.

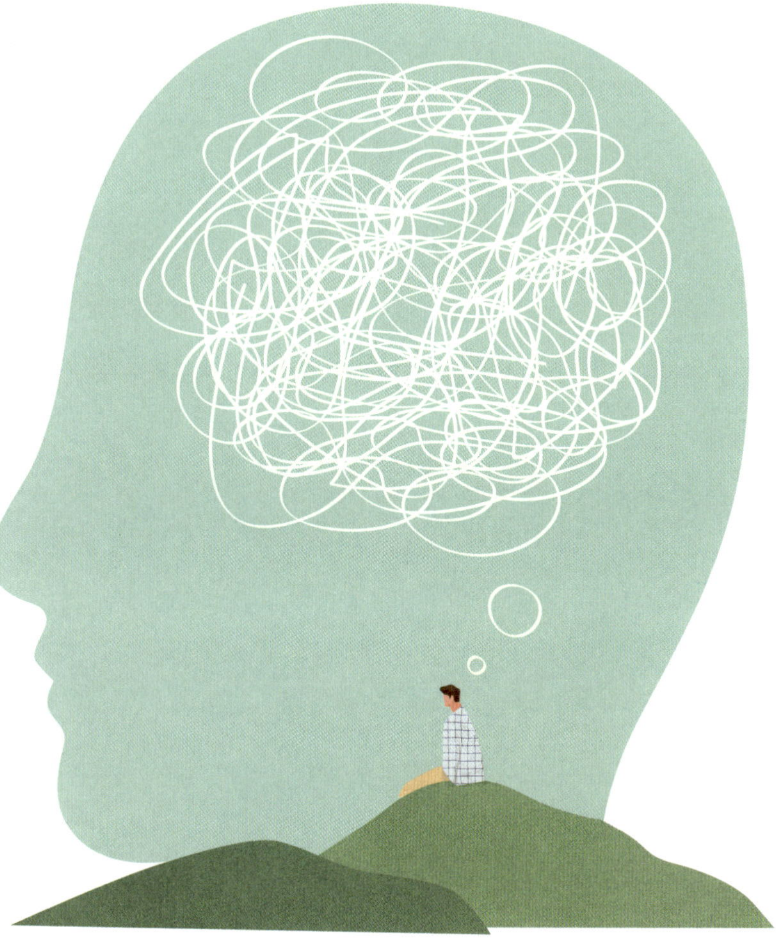

보다 중요합니다. 현재의 내 몸과 마음의 상태를 있는 그대로 바라보고, 있는 그대로 받아들여 봅시다. 그리고 지금의 나를 위해 나에게 좀 더 나은 선택을 지금 바로 시작해 봅시다.

암보다 더 무서운 불안과 두려움이 찾아왔는데,
어떻게 해야 하나요?

직장암으로 치료 중인 38세 이주형 씨는 2차 항암주사 중 갑자기 숨이 안 쉬어지고 죽을 것 같아 주사를 뽑고 급하게 주사실을 나갔습니다. 증상은 곧 사라졌지만 다시 주사를 맞는 것이 너무 두려웠습니다. 알레르기 쇼크인가 폐 전이가 생겼나 걱정했지만 의사로부터 신체는 다른 문제가 없고 공황 증상일 수 있다는 얘길 들었습니다. 항불안제를 복용하면서 항암 치료를 이어 가고 있는 주형 씨는 어린 아들을 남겨두고 일찍 죽게 될까 봐 두려웠던 것입니다.

불안과 두려움은 암 환자들에게 매우 흔한 증상입니다. 처음 암을 진단받거나 죽음을 느낄 때 나타나는 불안 반응뿐만 아니라, 암의 평가 단계, 치료 과정 및 완치 후 적응 단계에서의 불안, 조절되지 않는 통증 등으로 인한 불안에 이르기까지 다양한 형태의 불안과 두려움을 경험하곤 합니다.

암 환자들에게서 흔히 발생하는 보편적인 불안의 주제를

네 가지 타입, 4D로 정리해 볼 수 있습니다. Death, Disability, Dependence on others, Disfiguration입니다. 즉 죽음에 대한 두려움, 후유증으로 남을 수 있는 신체 문제나 기능장애에 대한 두려움, 독립적인 기능을 못 하게 되어서 다른 사람들에게 짐스러운 존재가 되는 것에 대한 두려움 또는 자기통제력 상실에 대한 두려움, 외모 변화에 대한 염려는 대부분의 암 환자들을 괴롭히는 불안입니다.

그런데 이것이 나뿐만이 아니라 많은 암 환우들이 흔히 겪는 불안임을 아는 것도 내 마음을 이해하는 데 도움이 됩니다. 두려움의 정체를 잘 살펴보고 알아차릴 수 있다면 불안에 사로잡히지 않고 내 마음을 다스리는 데 도움이 될 것입니다.

암 진단 이후 치료 시기별 심리 특성, 적응 과정은 어떠한가요?

암 환자는 치료 시기별로 다양한 심리반응을 보입니다. 암 진단을 위한 평가 단계에서부터 각 치료 과정에서 또한 완치 판정을 받은 후조차 불안과 공포를 경험하지요. 처음 '암'이라는 말이 내 인생에 들어오게 될 때 공통적으로 존재론적인 위기(existential crisis)에 직면하게 되고, 개개인은 모든 내부 자원을 동원하여 대처하게 됩니다.

평소 죽음에 대해서 자주 생각하지 않던 사람도 암이 의심된다는 이야기를 듣고선 '내가 이것 때문에 죽을 수도 있겠구나'라는 생각을 먼저 떠올리게 되고, 이 죽음에 대한 불안으로 심리적, 존재론적 위기를 겪습니다.

심리반응과 적응은 암종별 특성 및 병기에 따라 다르게 나타날 수 있으며 성격, 대인관계, 대처, 정서적 성숙, 종교적 신념 등과 같은 개인 요인과 사회 지지 체계 등의 영향을 받습니다. 또한 암을 진단받은 시기의 나이와 발달 단계는 병의 의미, 치료와 관련된 상실 등과 밀접하게 관련됩니다. 예를 들어 젊은 여성의 유방암 치료 과정에서는 외모 변화로 인한 상실감, 배우자와의 관계, 항암 치료나 호르몬 치료 등과 관련된 임신 고민 등이 중요하게 고려해야 할 이슈입니다.

1. 적극적 치료 단계(active treatment)

> 2주 전 유방암 1기를 진단받은 33세 김은아 씨는 수술 날짜를 잡지 못하고 있습니다. 유방암이 생겼다는 것도 유방절제술을 받아야 하는 것도 믿기지 않았습니다. 울면서 뜬눈으로 밤을 보내고, 불안해서 일이 손에 잡히지 않는 은아 씨는 진료 예약일이 다가오자 더 긴장되고 날짜를 미루고 싶어졌습니다.

암 진단을 받고 나면 중요한 결정들을 내려야 하는 시기가 닥쳐옵니다. 어디서 치료받는 것이 좋을까, 다른 곳에서 재검을 해서 진단이 맞는지 확인을 해야 하는 것이 아닐까, 더 실력이 좋은 의사로 바꾸는 것이 좋을까, 직장은 어떻게 해야 하나, 가족에게는 어떻게 알려야 하나 등등 생각이 많아지고 선택은 어렵습니다.

암의 완치를 목표로 하는 적극적 치료 단계에서 암 환자들은 수술, 항암 치료, 방사선 치료, 여러 시술 등의 힘든 과정을 겪으면서 불안, 초조를 경험합니다. 특히 진단받은 지 얼마 지나지 않았거나 암이 악화되었다는 검사 결과를 들었거나 큰 변화가 생겼을 때는 중요한 치료적 선택을 내려야 하는 시기입니다. 이때는 마음이 더욱 힘들어지기도 합니다.

암을 처음 진단받거나 악화/재발 판정을 받고 나서 초기 일주일 정도는 특히 부정(denial), 불신, 절망 등의 마음으로 혼란스럽습니다. 어떤 경우에는 불안이 심하거나 감정에 압도되어 검사나 치료 방법에 대해 잘못된 판단을 하기도 하고, 치료 시기를 놓치기도 합니다.

현재의 암 상태를 받아들인 다음에도 죽음에 대한 생각과 치료 과정에서 예상되는 여러 가지 고통이 자꾸 떠올라 괴로워하기도 하고, 우울, 식욕 저하, 불면, 초조 등의 증상이 생겨 일상을 유지하기 힘들어집니다. 극복할 수 있는 질병 상태인데도 치료가 안 될 것 같은 부정적인 마음이 들기도 하고, 치료 의지나 사기가 떨어져서 적극적인 치료를 받지 않는 경우도 있습니다. 어떤 환자는 나의 마음을 살펴볼 겨를도 없이 바로 다음 치료 과정으로 빠르게 들어가서 치료가 끝난 다음에 급격하게 공허감과 우울감에 빠지기도 합니다.

암 환자의 반 정도가 불안, 우울 등을 동반한 적응의 어려움을 겪고, 다섯 명 중 하나는 치료가 필요한 우울장애를 겪는 것으로 알려져 있습니다. 따라서 자신에게 적절한 치료를 선택하고 올바른 정보를 취하는 것이 무엇보다 중요한 적극적 치료 단계에서는 스트레스를 잘 조절하여 우울이나 불안에 사로잡히지 않고 식사와 수면, 생활 리듬을 건강하게 관리하는 것이 중요합니다. 진단과 치료 과정을 받아들이고 자신만의 건강한 대처 방식을 찾아 일상의 균형을 찾는 것이 필요합니다.

어려움이 있을 때는 마음의 고통을 가까운 가족들에게 터놓고 이야기 나누는 것이 좋습니다. 혼자 생각하고 꾹 눌러 두기만 하면 마음의 고통이 더 커질 수 있습니다. 두려운 마음은 자연스러운 반응이지만 일상생활에 지장을 주고 집중이 안 될 정도로 불안하다면 정신건강 전문가의 도움을 받아 암 치료 과정의 어려움을 함께 헤쳐 나가는 것이 바람직합니다.

2. 완화 치료 단계(palliative care)

췌장암 말기로 입원 치료 중인 55세 정인국 씨는 심한 복통으로 고통받고 있습니다. 데굴데굴 구를 정도로 힘들 때는 이렇게 사느니 빨리 죽게 도와 달라고 소리치곤 합니다. 인국 씨는 이 고통이 더 심해질 것 같아 너무나 두렵습니다.

완화 치료는 치료의 목표를 완치가 아닌, 증상 조절에 두는 치료입니다. 완화 치료 단계에서는 고통스러운 문제가 생길 것에 대한 불안, 통증 조절이 안 되는 것에 대한 불안, 죽음에 대한 두려움, 자기통제 능력의 상실에 대한 두려움, 퇴행에 대한 두려움 등 다양한 어려움을 보입니다. 나의 위엄, 존엄성을 잃고 말 것 같은 두려움은 존재에 대한 회의와 우울에 빠져들게도 합니다. 암 증상이 고통스러워 살고 싶은 마음보다 빨리 죽었으면 하는 바람(Desire for hastened death, DHD)이 들고, 살아도 사는 것 같지 않은 느낌에 삶의 의미를 잃어 가기도 합니다.

완화 치료 단계에서 통증을 비롯한 괴로운 증상들을 적극적으로 조절하여 삶의 질을 높이는 것이 중요합니다. 또한 좋은 죽음(good dying process)을 맞이하도록 돕는 것이 필요합니다. 죽음에 대한 두려움을 극복하고 죽음 또한 삶의 한 과정임을 받아들이는 것은 의미가 있습니다. 패티슨(Pattison)은 죽음에 대한 공포심리를 죽음이 무엇인지 모르는 데서 오는 두려움, 고독에 대한 두려움, 가족들을 잃는다는 두려움, 신체를 잃는다는 소멸에 대한 두려움, 자기통제력 상실에 대한 두려움, 고통에 대한 두려움, 정체성 상실에 대한 두려움, 퇴행에 대한 두려움으로 분석했습니다.

완화 치료 과정에서는 존중감을 잘 유지할 수 있도록 애써야 합니다. 삶과 죽음의 의미, 가족의 의미 등을 살펴보고 이를 자신의 삶 속에서 이해하는 시간을 가져 보는 게 좋습니다. 증상으로 인한 고통을 적극적으로 줄이고 우울과 불안을 덜어낼 수 있도록 완화의료센터나 의료진으로부터 통합적 관리를 받는 것 또한 필요합니다.

무엇보다 암을 완전히 없애기 어려운 단계라 할지라도 희망을 놓지 않는 것이 중요합니다. 완치만이 희망이라는 생각을 내려놓고, 증상이 잘 조절되는 희망, 가까운 사람들과 의미 있는 대화를 나누는 희망, 기쁜 순간을 맞이하는 희망, 작은 것이라도 성취감을 얻는 희망과 같이 가까이에서 희망을 찾아봅시다. 삶의 목표를 재설정한다면 우리의 현재에는 많은 희망이 살아 있습니다.

3. 완치 후 일상을 살아가는 단계(adaptation to being a survivor)

> 위암으로 수술받은 지 6년이 지난 60세 강기환 씨는 소화불량으로 자주 병원을 찾습니다. 완치 판정을 받긴 했지만 속이 더부룩할 때가 자주 있어 재발이 아닌가 늘 걱정스럽습니다. 가족들도 의사도 잘 먹으라고 하는데 입맛이 없고 체중이 늘지 않아 걱정되고, 오래 못 살 것 같다는 생각이 들곤 합니다.

치료 성과가 좋아지면서 완치자(survivor)가 늘어나고 있어 반갑습니다. 완치되어 다행감을 느끼며 하루하루를 감사하게 지내는 사람이 많지만 재발에 대한 두려움, 이차 암 발생에 대한 걱정, 후유증 염려 등으로 하루하루를 불안하게 살기도 합니다.

대부분의 완치자가 시간이 지나면서 불안이 줄어들고 정신적 후유증 없이 잘 적응해 나갑니다. 그러나 30% 정도는 정신적으로 고통받고 15~20% 정도는 우울증, 외상후스트레스장애를 포함한 정신과적 문제가 있는 것으로 보고되었습니다. 재발과 죽음에 대한 공포에 사로잡혀 지내기도 합니다. 이전에 항암 치료를 받으면서 괴로웠던 항암제와 관련된 오심, 구토의 두려운 경험이 당시의 병원 환경과 엮어져서(조건화) 길을 가다 앰뷸런스 소리만 들어도 속이 울렁거리고 병원 표지만 봐도 토할 것 같은 감각이 올라오기도 합니다. 사소한 신체 증상이나 작은 감각의 변화에도 암이 재발한 것이 아닐까 두려움에 싸이고 몸의 구석구석을 스캔하듯 살피기도 합니다. 정기 추적검진을 받기 직전에 불안과 공황 증상을 경험하기도 합니다.

완치자들은 다음의 세 그룹으로 나누어 정서적 측면을 살펴볼 수 있습니다(Holland and Reznik 2005).

첫 번째는 신체 후유증(physical sequelae)이 있는 집단입니다. 인지 문제, 신경심리 문제, 성기능 문제, 불임, 외모 변화, 만성 피로, 에너지 저하 등을 보이는데, 이들의 정서적 고통에 대해 잘 살펴야 합니다. 두 번째는 신체 문제는 없는데 심리적 후유증(psychological sequelae)이 있는 집단입니다. 외상후스트레스장애, 불안장애, 우울증 등이 있는 경우로 정신건강의학과 연계가 필요합니다. 세 번째는 역치이하의 증상(subsyndromal symptoms)이 있는 집단입니다. 신체적 후유증이나 진단을 받을 정도의 정신질환은 없으나 의욕 저하, 인생의 방향성 상실, 적응 유연성의 저하, 존재론적 고민 등의 정서적 어려움을 겪는 경우가 해당되는데, 이때는 상담 등의 지지가 도움이 됩니다.

암 환자의 디스트레스 평가와 개입

미국 국립종합암네트워크(National Comprehensive Cancer Network, NCCN: 암 환자의 치료, 연구 및 교육에 전념하는 미국의 비영리연합으로 다수의 주요 암센터들로 구성된 단체)의 암 관리 가이드라인에서는 암의 모든 단계에서 환자의 정서적 고통을 인지하고 치료해야 한다고 제시하고 있습니다. NCCN은 암 환자가 겪는 정신적 고통을 '디스트레스(distress)'라고 명명합니다. 심한 디스트레스는 암의 신체 증상과 치료에 잘 대처하지 못하게 방해하기 때문에 적절한 평가와 적극적인 개입이 필요합니다.

전문가들은 암 환자의 디스트레스를 여섯 번째 바이탈사인(vital sign: 의료진이 환자의 상태를 파악하고 모니터링하는 기본적인 생명의 지표로, 호흡, 맥박, 체온, 혈압, 통증을 다섯 가지 기본 바이탈 사인으로 꼽음)으로 보고 디스트레스에 대한 평가와 치료가 암 치료 과정에 반드시 포함되도록 강조하고 있습니다. 디스트레스가 어느 정도인지 디스트레스 온도계(Distress thermometer)를 통해 빠르고 간단하게 평가할 수 있습니다([그림 2-3]).

디스트레스가 높은 암 환자 가운데 실제 정신건강의학과에 의뢰되거나 치료를 받는 경우는 10%가 채 되지 않는다고 합니다. 이처럼 암 환자의 정신적 어려움에 대한 인식이 낮고, 인지하더라도 치료받기를 꺼리는 경우가 많습니다. '암이니까 기분이 좋을 리가 있겠어?'라며 마음이 우울한 것을 당연시하면서 문제를 과소평가하곤 합니다. 아무래도 정신건강의학과라고 하면 망설여지는 편견으로 치료의 문턱이 높은 것 같습니다. NCCN에서는 모든 암 환자에 대해 종합적인 암 진료의 한 부분으로서 디스트레스에 대한 선별검사가 이루어져야 한다고 강조합니다. 그리고 암 환자들이 처

정서적 고통을 측정하는 선별 도구

오늘을 포함하여 지난 일주일 동안 당신이 경험한 정서적 고통의 정도를
가장 잘 나타내는 번호에(0-10) 동그라미 표시해 주십시오.

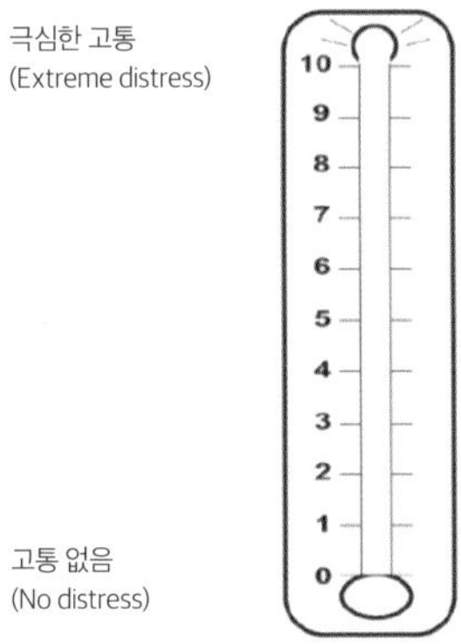

[그림 2-3] 디스트레스 온도계

음 방문했을 때, 암의 진행 등 변화가 있을 때, 그리고 적절한 간격을 두고 주기적으로 디스트레스 온도계와 같은 간단한 도구를 통해 정서적 어려움을 적극 살피고 적절히 개입하기를 권장하고 있습니다. 디스트레스를 적절하게 선별하여 조기에 개입하는 것은 치료순응도와 삶의 질을 높이고 암 환자들이 건강한 삶을 찾아 나가는 데 중요하므로 암 치료 과정에서 체계적으로 다뤄질 필요가 있습니다.

불안하고 두려운 마음, 어떻게 해야 할까요?

위암 4기로 투병 중인 68세 권정환 씨는 가만히 눕지 못하고 안절부절못합니다. 미국에서 급히 귀국한 딸을 만났지만 반가운 마음보다 가만히 앉아 대화를 나누기 힘들어 고통스러웠습니다. 예상 여명이 6개월 정도라는 의사의 말을 들은 후부터 잠을 잘 수 없었고 눈을 감으면 다시는 못 깰 것 같은 공포에 휩싸였습니다.

그에게 남은 삶의 시간이 며칠인지 몇 달인지 몇 년이 될지 어느 누구도 단정할 수 없습니다. 다만 남아 있는 날 중에 오늘 하루가 안타깝게도 힘겹게 지나갔다는 것만큼은 확실하지요.

인간의 삶은 유한합니다. 죽음이 언제 찾아올지는 아무도 알 수 없습니다. 나의 이 소중한 하루를 두려움에 넘겨주어서는 안 됩니다. 오늘을 나에게 좀 더 괜찮은 하루로 살아가는 게 어떨까요?

암 치유를 위한 행동 수칙과 마음가짐은 어떠해야 할까요?

암 치유를 위해 다음 네 가지 행동 수칙을 실천합시다.

① 적절한 음식 섭취와 영양 관리

암을 치유하기 위한 필수 사항입니다. 충분한 단백질을 비롯하여 균형 잡힌 영양 섭취를 통해 체력을 유지할 수 있도록 합시다.

② 운동을 포함한 일상의 루틴 만들기

걷기, 요가, 자전거 타기 등 나에게 맞는 내가 좋아하는 운동을 규칙적으로 합시다. 가벼운 산책도 좋습니다. 나의 일상에는 이전과 달라진 많은 변화가 생겼을 수 있습니다. 지금의 상태에 맞는 일상을 다시 만들어 가는 게 필요합니다.

③ 충분한 수면 취하기

양질의 수면은 건강을 위해 필수적입니다. 건강한 수면은 회복력을 촉진시킵니다.

④ 즐거운 활동에 몰입하기

즐거운 활동에 몰입해 봅시다. 하루 3분이라도 좋습니다. 웃으면서 보내는 즐거운 이 순간의 경험은 암을 이겨 내는 최고의 자양분이 될 것입니다. '암이 다 나아야 뭘 하지', '이번 치료가 끝난 다음에 뭘 할 거야'가 아니라, 지금 내가 할 수 있는 즐거운 활동을 바로 실천해 봅시다.

암 치유를 위해 다음 네 가지 마음가짐을 가져 봅시다.

① 순간순간을 소중히 하기

불확실한 미래를 자꾸 걱정하다 보면 지금 이 소중한 순간을 영원히 잃어버리게 됩니다. 지금 현재를 살아갑시다. 불안과 우울의 늪 속으로 빠져들 때는 일단 자세를 바로잡고 호흡에 집중해 봅시다. 호흡을 최대한 깊게 들이쉬고 최대한 길게 내쉬면서 숨이 들어가고 나가는 감각에 주의를 집중해 보세요. 생각이 떠오르면 생각을 없애려 하지 말고 그대로 두고, 나의 감각과 느낌, 생각을 부드럽게 살펴봅시다.

② 내 마음과 대화하기

암을 진단받은 후에는 힘든 마음들이 많이 생깁니다. 때로 화나고 때로 원망스럽고 때로 서글픈 마음이 찾아옵니다. 이럴 때는 자연스럽게 일어나는 나의 여러 감정을 부드럽게 다독이고 나의 감정들과 부드럽게 대화하는 게 좋습니다. 부정적인 마음이든 긍정적인 감정이든 가까운 사람들에게 내 마음을 부드럽게 표현하고 나누는 것이 도움이 됩니다.

③ 암으로 인해 얻은 것 떠올려 보기

잃은 것만 생각하면 우울하고 하루하루 고통스럽습니다. 암에 걸린 후 새로 깨닫게 된 것과 얻은 것은 없는지 생각해 봅시다.

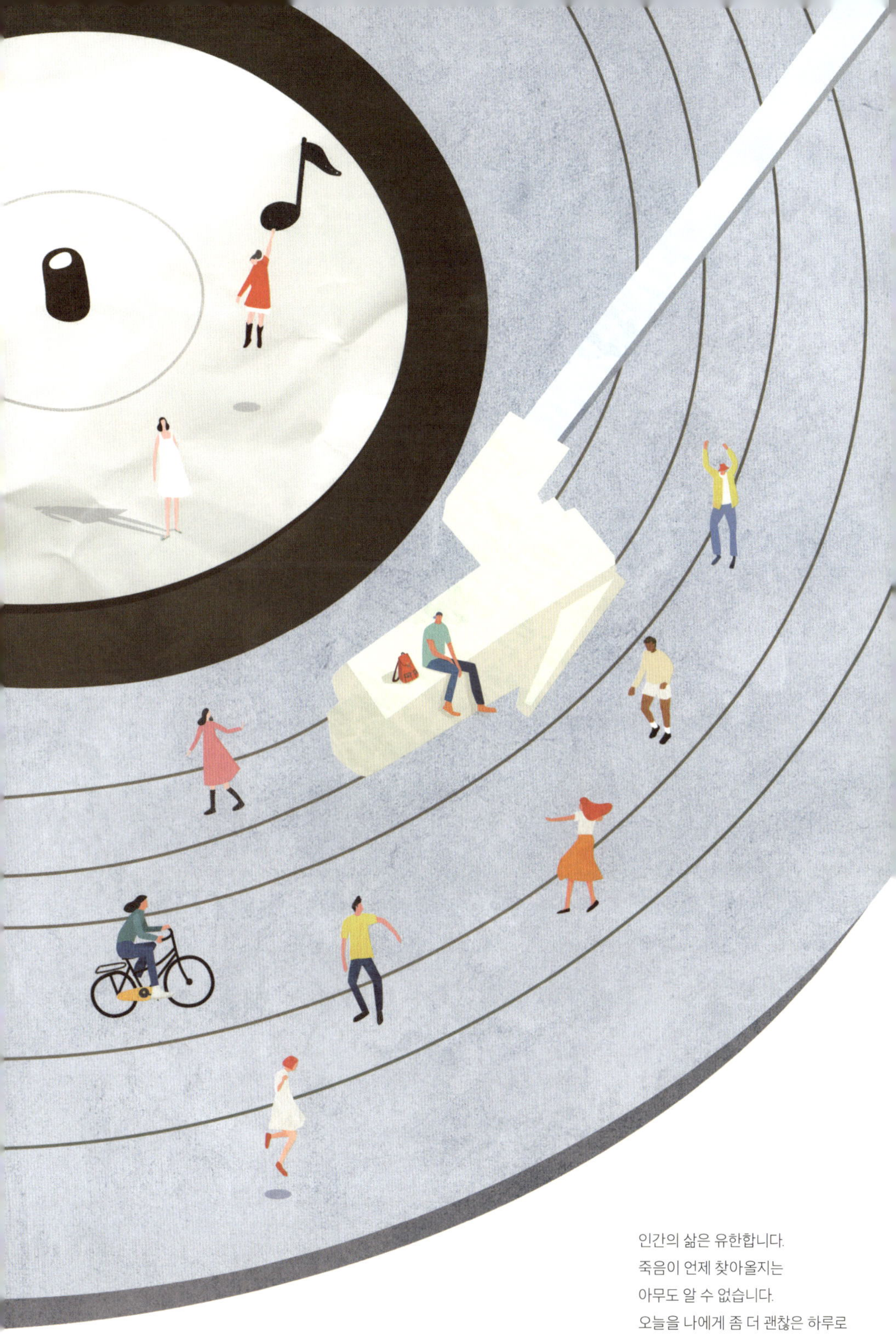

인간의 삶은 유한합니다.
죽음이 언제 찾아올지는
아무도 알 수 없습니다.
오늘을 나에게 좀 더 괜찮은 하루로
살아가는 게 어떨까요?

암 치료 과정에서 가족들과 더 단단해지기도 합니다. 소중한 누군가가 내 곁에 있음을 깨닫게 되기도 합니다. 앞만 보며 달려왔던 나를 돌아보게 되기도 합니다. 나를 아끼고 돌보는 활동을 시작하게 되기도 합니다. 지금 의미 있는 것들, 얻은 것들을 느낄 수 있다면 나를 치유하고 있는 것입니다. 감사하는 마음은 상처를 치유하는 힘을 줍니다.

④ 희망 갖기

'절망'은 암세포의 영양분이자 암 치료의 적입니다. '무조건 나을 수 있다'는 희망보다 현실의 가능한 범위에서 크고 작은 희망들을 찾아봅니다. 작은 변화를 소중히 여기는 것에서 희망은 시작됩니다. 가족과 의미 있는 시간 보내기, 오늘 하루를 즐겁게 보내기, 보고 싶은 사람 만나기 등이 소중한 희망이 될 것입니다.

암 때문에 불행하다고 느끼는 순간들이 있을 것입니다. 그 시간이 무사히 지나고 암이 다 나아서 행복한 순간들이 찾아오기를 기대합니다. 그러나 현재의 나를 불행하게 하거나 행복하게 하는 것은 암 자체만이 아닙니다. 지금 이 순간 행복하기로 마음먹는다면 내 삶에서 행복이 차지하는 자리는 더 커지고, 암이 차지하는 자리는 더 작아질 수 있을 것입니다.

참고문헌

1. Antoni MH, Lutgendorf SK, Cole SW, Dhabhar FS, Sephton SE, McDonald PG, et al. The influence of bio-behavioural factors on tumour biology: pathways and mechanisms. Nat Rev Cancer 2006; 6: 240-8.

2. 강지인, 남궁기. 암 환자의 정신사회적 특성과 정신 건강. 신경정신의학 2007; 46(5): 421-429.

3. Holland JC, Reznik I. Pathways for psychosocial care of cancer survivors. Cancer 2005; 104: 2624-37.

4. Chida Y, Hamer M, Wardle J, Steptoe A. Do stress-related psychosocial factors contribute to cancer incidence and survival? A systematic quantitative review of 40 years of inquiry. Nature clinical practice. Oncology 2008; 5: 466-75.

5. Eckerling A, Ricon-Becker I, Sorski L, Sandbank E, Ben-Eliyahu S. Stress and cancer: mechanisms, significance and future directions. Nature Reviews Cancer 2021; 21: 767-85.

II

암 환자의 마음건강관리

첫 번째 암 진단과 마음건강관리

: 난생처음 받은 암 진단, 내 마음은 어떻게 건강해질 수 있을까요?

박재섭 일산병원 정신건강의학과 교수

지금까지 암 진단 후 생기는 스트레스는 누구에게나 생길 수 있는 정상적인 반응이지만 암 치료에 영향을 주고 때로는 치료가 필요할 정도로 악화될 수 있어 반드시 관리가 필요함을 살펴보았습니다. 또 관리에 도움이 될 만한 방법들과 마음 자세들도 알아봤습니다.

하지만 막상 어디서 어떻게 시작해야 할지 막막할 수 있습니다. 그래서 이번 장에서는 상담에서 자주 드리는 조언을 중심으로 처음 암을 진단받은 후의 마음건강관리에 대해 살펴보려고 합니다.

"혼자 감당하지 못해도 괜찮습니다"

암을 처음 진단받으면 마음이 힘들고 혼란스러운 것이 당연합니다. 암은 종류도 다양하고 같은 암에도 다양한 종류가 있어 암을 전문으로 하는 의사가 아니면 의사들도 다 알지 못할 정도입니다. 똑같은 암도 얼마나 진행되었는지에 따라서 치료 방법이 달라지고 치료가 얼마나 잘되는지도 달라집니다. 확실하게 알고 싶어 의사에게 물어봐도 얼버무리는 것 같고, 가능성이 몇 퍼센트라고 할 뿐 내가 완치될 수 있는지, 아니면 얼마나 더 살 수 있는지 속 시원하게 이야기해 주지 않습니다.

암을 진단받는 상황도 사람마다 모두 다릅니다. 어떤 사람은 증상이 없는 상태로 건강검진에서 우연히 발견되어 비교적 간단한 시술로 치료가 끝나고, 어떤 사람은 갑작스럽게 아파 응급실에 왔다가 손쓸 수 없는 상태라고 진단받기도 합니다.

경제적인 문제도 중요한데, 세상에서 사람의 생명보다 소중한 게 없다고 하지만 암 치료라는 현실 앞에서 고민하지 않을 수 없습니다.

암 치료에 전념하고 싶은데 나에게 가장 힘이 되어야 할 가족들이 오히려 내게 스트레스를 주고 나를 더 힘들게 하기도 합니다.

이와 같은 상황에서 마음이 걱정과 불안으로 가득 차고, 너무 힘들면 생각이 멈춘 듯 멍해지기도 합니다. 하루에도 몇 번이나 치료를 포기하고 싶다가도 치료의 희망으로 가득 차기도 합니다. 진단을 받는 과정에서부터 이런 혼란을 느끼는 사람도 있고, 초기 진단과 치료 기간이 정신없이 지나간 후에야 찾아오는 사람도 있습니다.

암을 처음 진단받고 경험하는 몸과 마음의 변화는 너무나 다양해서 몇 가지 경우로 정리하기가 어렵습니다. 한 가지 분명한 것은 암은 오롯이 혼자 감당하기에는 누구에게나 벅찬 일이라는 것입니다. 한 예로 국내에서는 한 대학병원 내원 암 환자의 1/3이, 외국에서는 절반 이상이 도움이 필요한 마음의 괴로움이나 증상을 호소했습니다.

힘든 마음을 말이나 글로 표현해 보세요

내가 혼자 감당하기 어려울 정도로 마음이 힘듦을 인정하고 이 마음을 누군가에게 표현하는 것이 꼭 필요합니다. 암에 걸리면 마음이 힘든 게 당연하지 않냐, 이야기한다고 딱히 해결책이 있는 것도 아니지 않냐 하실 수도 있습니다. 네, 그 생각이 맞을 수도 있습니다. 바로 그런 마음을 밖으로 표현하는 것이 중요합니다. 어떤 감정이나 생각이 밖으로 표현되지 않고 안에 쌓이다 보면 어느 순간 다양한 모습으로 스스로를 괴롭히게 됩니다.

만약 감정을 말로 표현하는 것이 어렵거나 익숙하지 않다면, 마음을 글로 써 보는 것도 도움이 됩니다. 특별한 형식 없이 떠오르는 대로 솔직하게 써 내려가는 것도 좋습니다. 하지만 머릿속으

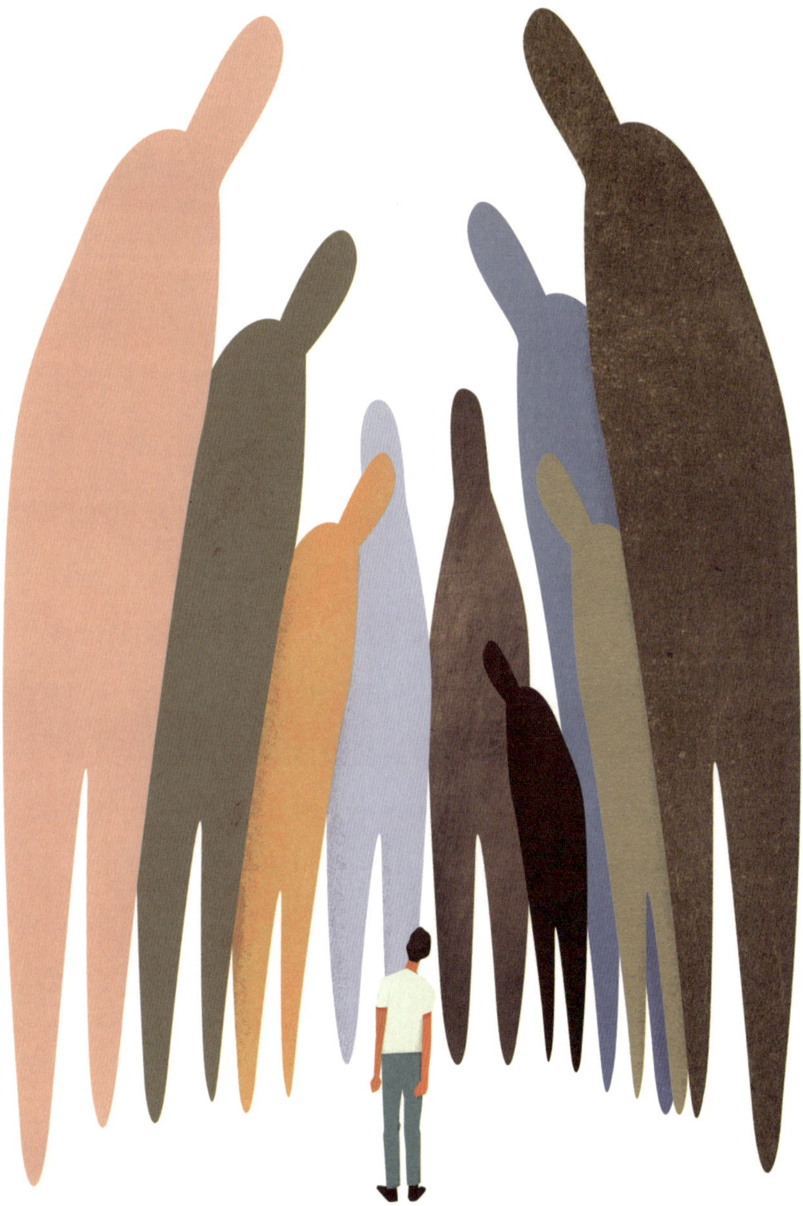

내가 혼자 감당하기 어려울 정도로 마음이 힘듦을 인정하고 이 마음을 누군가에게 표현하는 것이 꼭 필요합니다.

로만 생각하는 것이 아니라 말이나 글로 밖으로 표현하는 것이 중요합니다.

그런데 누구에게나 당연히 마음을 나눌 상대가 주변에 있는 것은 아닙니다. 가장 가까이 있는 가족이 너무 어리거나, 큰 병이 있거나, 이 사람 때문에 암에 걸렸나 싶은 배우자밖에 없거나, 그동안 사람에게 받은 상처가 너무 커서 사람을 믿기 어렵다거나 하는 등 다양한 이유로 주변에 마음을 나눌 상대가 보이지 않을 수 있습니다. 그렇게 암으로 인해 힘든 마음을 나눌 사람이 주변에 없다면 암센터의 스트레스 클리닉이나 정신종양학 진료의 도움을 받으시는 것이 좋습니다.

"때로는 가족들의 마음을 이해해 보세요"

주변의 위로와 격려 또는 걱정이 부담스럽거나 오히려 마음을 더 힘들게 할 수도 있고, 심지어 화가 나게 할 수도 있습니다. 요즘 의학이 발달해서 치료를 열심히 받으면 괜찮아질 것이니 희망을 가지고 노력하자는 위로와 격려들이 너무 뻔하게 느껴지거나, 나의 어려움을 이해하지 못하는 겉치레로만 느껴져 화가 날 수도 있습니다. 어떤 경우에는 이것저것 확인되지 않은 민간요법을 해 보라고 하거나 다른 병원에 가서 다른 치료를 해 보라며 나를 더 혼란스럽게 하기도 합니다.

게다가 암 진단을 받은 자기 자신의 상태를 털어놓다 보면, 어느 순간부터 상대방이 힘들어하거나 피하고 심지어 지겨워하는 것 같아 마음의 상처를 받고 크게 실망하기도 합니다. 마음을 나눈다는 것, 공감한다는 것은 내가 그 사람의 입장이 된다는 것입니다. 암에 걸린 사람과 마음을 나눈다는 것은 바꿔 말하면 마치 내가 암에 걸린 것처럼 내 마음이 반응한다는 뜻입니다.

누구에게나 암에 걸린다는 것은 너무나도 두려운 일이기 때문에 나도 모르게 피하고 싶어집니다. 나도 모르게 두려운 대상을 피하거나, 불안을 낮추기 위해 확인되지 않은 방법을 찾아보거나, 실제로는 무서운 것이 아니라고 자신을 속이려 할 수도 있습니다.

환자와 가까운 사이일수록 환자의 마음에 더 공감한 나머지 자기도 모르게 암에 대한 두려움까지 커져 환자를 불편하게 하는 행동과 말을 할 수도 있습니다. 환자의 입장에서도 상대방이 나에 대한 공감으로 힘들어하는 것을 느끼면 미안한 마음이 들어 괴로울 수 있습니다.

사실 이것은 조금은 힘들지만 서로의 마음을 나누고 이를 통해 결국 함께 이겨 나가는 자연스러운 과정입니다. 하지만 어떤 이유로, 때로는 우연히 겹친 여러 사건 때문에 이러한 과정이 너무 힘들거나 서로에게 상처가 될 때도 있습니다. 그렇다면 잠시 이런 일에 훈련된 전문가와 마음을 나누며 상대에게 마음이 쉴 시간을 주는 것도 좋은 방법입니다.

"암 치료해 주시는 선생님이 권하면 정신건강의학과 진료를 꼭 보세요"

암 치료를 받다 보면 여러 이유로 잠을 못 자거나 입맛이 없거나 모든 일이 귀찮아지거나 세상 모든 것이 부질없이 느껴질 수도 있습니다. 하루종일 이유 없이 불안하거나 가슴이 두근거리거나 숨이 답답한 느낌이 들기도 합니다. 여러 가지 생각이 머리를 맴돌아 쉴 수가 없거나 어떤 한 가지에 집중을 못 하거나 기억력이 떨어져서 불편해집니다. 때로 너무나 힘들 때는 차라리 죽고 싶은 마음이 든다고 괴로워하는 사람도 있습니다.

이런 환자에게 정신과 치료를 권하면 역시 암으로 힘든 건 당연한 것 아니냐는 말을 하곤 합니다. 실제로 치료가 끝난 후에 시간이 지나 자연스럽게 회복되었다는 환자도 있고, 어떤 환자는 암 치료가 잘 끝난 후에도 계속 어려움을 겪곤 합니다.

그렇다면 어느 정도 힘들어야 정신건강의학과 진료가 필요할까요? 역시나 처해 있는 상황이 너무나 다양해서 딱 잘라 말하기는 어렵지만, 대체로 암 치료가 잘 진행되고 있음에도 2주 이상 증상이 지속되거나, 죽고 싶다는 생각이나 죽음에 대한 생각 또는 치료를 중단하고 싶다는 마음이 든다면 바로 상담을 받아 보시는 것이 좋습니다.

무엇보다도 당신의 암을 가장 잘 알고 있는 암치료 주치의가

정신과 진료를 권한다면 반드시 치료를 받으셔야 합니다. 주치의가 '암'으로 인한 당신의 신체적 고통과 괴로움을 이해하지 못하거나 정신적인 문제라고 무시하기 때문이 아니라 그 마음의 고통을 누구보다 잘 이해하고 신체적 건강에도 악영향을 주고 있음을 걱정하기 때문입니다.

"천천히 하시던 일이나 공부를 다시 시작해 보세요"

암 진단을 받고 치료 중인 환자들에겐 일이나 공부 문제도 고민거리입니다. 일이나 공부는 언제 다시 시작해도 되는 것일까요?

환자분들이 처한 상황이 너무나 다양하기 때문에 하나의 정답을 이야기하기는 어렵지만, 만약 건강 상태가 허락한다면 아프기 전에 하셨던 활동에 복귀하는 것이 대체로 정신건강에는 도움이 됩니다. 복잡한 현실을 떠나 산 좋고 물 좋은 자연에서 쉬기만 하는 것이 무조건 건강에 좋은 것은 아닙니다. 적당한 신체적 활동을 유지하고 사람들과 만나고 일에서 생기는 작은 문제들을 해결해 나가는 과정은 신체 리듬을 유지하고 소속감에서 안정을 느끼고, 성취를 통해 자신감과 자존감을 유지하는 데 도움이 됩니다.

실제로 많은 분들이 암 치료 후 생긴 신체적 피로나 변화뿐만 아니라 불안, 걱정, 집중력 저하 등의 정신적 어려움으로 일터로 돌아가는 것에 곤란을 겪는다고 합니다. 처음부터 아프기 전과 동일

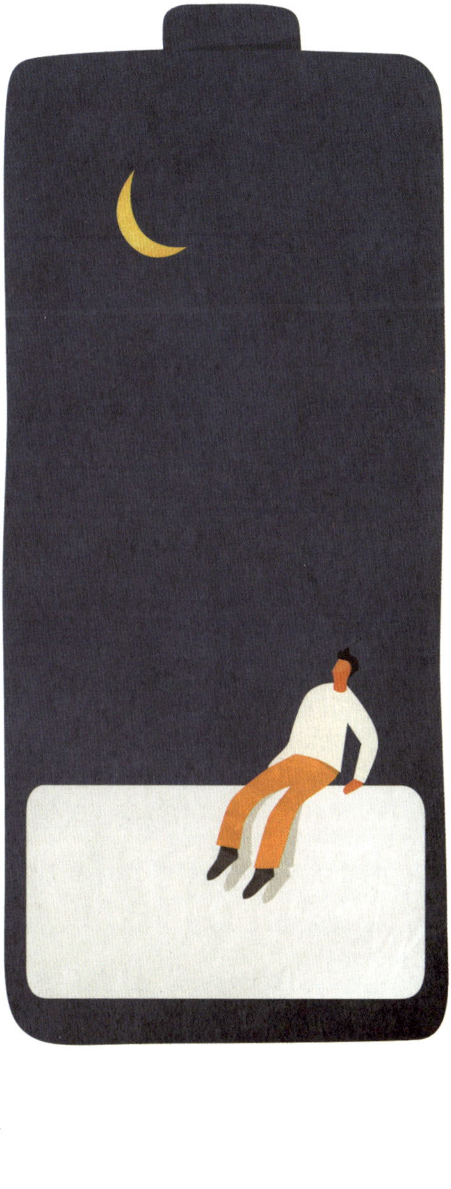

최선의 암 치료를 위해서
암과 개인의 특성에 맞는
맞춤형 치료법을 찾기 위해 노력하듯
마음건강도 사람마다
맞춤형 관리법이 필요합니다.

하게 일이나 공부를 잘 해내려고 하기보다는 성과가 부족하고 실수가 있어서 당연히 그럴 수 있다고 스스로에게 여유를 주는 것이 필요합니다.

그런데 안타깝게도 과도한 근무시간이나, 지나친 감정노동, 여유를 가지기 힘든 근무 스케줄 등 건강한 생활 리듬을 유지하는 것이 어려운 환경의 일터도 많이 있습니다. 그런 경우라면 건강이 충분히 회복되기 전까지 쉬는 것이 도움이 될 것입니다. 이럴 때도 하루 계획을 세워 규칙적으로 일과를 보내는 것이 회복에 도움이 됩니다.

만약 일에서 받는 스트레스가 너무 크다면, 예컨대 퇴근한 후나 휴일에도 일에 대한 생각이 머리에서 떠나지 않거나, 건강관리를 위해 꼭 필요한 운동 등의 활동을 하기 어려울 정도로 의욕이 없거나, 직장 내 인간관계에서 받는 스트레스로 사람을 만나는 것 자체가 싫어진다면 전문가의 도움을 받는 것이 필요합니다.

"암을 이겨 나가는 태도를 아이들도 보고 배웁니다"

특히 어린 자녀를 두셨다면 자녀에 대한 걱정 또한 클 수 있습니다. 아이들에게 아무리 최선을 다해도 항상 부족하게만 느끼는 게 부모 마음일 것입니다. 암 치료 과정에서 체력이 부족해서 예전처럼 아이가 원하는 만큼 함께 놀아 주지 못하거나 여행을 다니지 못하는 것이 미안할 수 있습니다. 자녀가 많이 어리다면 부모가 입원하는 것을 불안해하는 모습을 보면서 마음이 많이 아프기도 합니다. 암이라는 것이 무엇인지 모르는 아이들일지라도 부모의 암에 영향을 받을 수 있습니다. 그것이 정확하게 무엇인지는 몰라도 부모님의 불안감, 걱정이나 행동의 변화를 느끼고 영향을 받기 때문입니다.

하지만 대부분의 건강한 아이들은 적응하고 극복해 나갈 힘이 있습니다. 아이들에게 평생 남을 상처를 주는 것은 아닐지 걱정하고 불안해하기보다는 매 순간 할 수 있는 것을 다하는 것으로 충분합니다. 당장은 만족하지 못하더라도 아이들은 언젠가 부모가 어려움 속에서 노력했던 모습을 이해하고 인생의 어려움을 대하는 자세를 배우게 될 것입니다.

또 어떤 부모도 완벽할 수는 없습니다. 특히나 암 앞에서 내 몸이 너무 힘들고 지칠 때면 육아나 자녀, 집안일에서 벗어나 훌쩍 떠나 버리고 싶을지도 모릅니다. 평소처럼 놀아 달라는 칭얼거림에, 대수롭지 않은 작은 실수에도 짜증이나 화가 날 수 있습니다. 당연히 있을 수 있는 일이라 받아들이고, 스스로를 비난하기보다는 잠시 휴식을 취하고 주변에 최대한 도움을 청해 보세요. 그런 후에도 아이 앞에서 나의 마음과 행동을 조절할 수 없다면 전문가의 도움을 받아 보는 것이 필요합니다.

암 진단 후 마음건강관리를 위해 자주 해 드리는 조언을 간단히 살펴보았습니다. 사람마다 상황이 너무나 다르기 때문에 어떤 조언은 도움이 된다고, 어떤 조언은 도움이 안 된다고 느끼실 수 있습니다. 최선의 암 치료를 위해서 암과 개인의 특성에 맞는 맞춤형 치료법을 찾기 위해 노력하듯 마음건강도 사람마다 맞춤형 관리법이 필요합니다. 앞서 살펴본 마음건강관리 방법도 무조건적으로 따라야 하는 규칙이 아니라 나에게 맞는 관리법을 찾기 위한 참고 사항입니다. 가장 중요한 것은 내 마음건강을 스스로 중요하게 여기는 것, 나에게 맞는 마음관리 방법을 찾기 위해 알아보고 이야기하고 필요하면 도움을 청하는 것입니다.

참고문헌

1. Kim SJ, Rha SY, Song SK, Namkoong K, Chung HC, Yoon SH, et al. Prevalence and associated factors of psychological distress among Korean cancer patients. Gen Hosp Psychiatry 2011; 33(3): 246-52.
2. Rasmussen DM, Elverdam B. The meaning of work and working life after cancer: an interview study. Psycho-Oncol 2008; 17(12): 1232-8.
3. Duijts SFA, van Egmond MP, Spelten E, van Muijen P, Anema JR, van der Beek AJ. Physical and psychosocial problems in cancer survivors beyond return to work: a systematic review: Physical and psychosocial problems in cancer survivors beyond RTW. Psycho-Oncol 2014; 23(5): 481-92.
4. Osborn T. The psychosocial impact of parental cancer on children and adolescents: a systematic review. Psycho-Oncol 2007; 16(2): 101-26.
5. Kissil K, Niño A, Jacobs S, Davey M, Tubbs CY. “It has been a good growing experience for me”: Growth experiences among African American youth coping with parental cancer. Fam Syst Health 2010; 28(3): 274-89.

재발 암, 난치성 암과 마음건강관리

: 난치성 암이거나 암이 재발했을 때, 마음건강은 어떻게 지켜야 하나요?

류진선 명지병원 정신건강의학과 교수
석정호 강남세브란스병원 정신건강의학과 교수

우리나라는 연간 20만 명 이상의 신규 암 환자가 발생하는데, 인구 및 건강 관련 습관, 환경의 변화 등으로 인해 암 환자가 계속 증가하는 추세입니다. 건강검진이 의무화되면서 암을 조기에 발견하는 비율이 늘어나고, 의술이 발전하며 치료 방법도 다양해져서 과거와 비교했을 때 생존율도 함께 증가하고 있습니다. 그러나 암의 완전 정복은 아직 쉽지 않습니다. 이는 바꾸어 말하면 완치되지 않는 암과 함께 생활하는 환자가 늘어나고 생존 기간도 늘어나고 있다는 뜻입니다. 또는 치료를 통해 수그러들었던 암이 다시 발생하거나 전이되는 경우도 많습니다.

암 환자의 삶의 질을 높이기 위해서는 어떤 것이 필요할까요?

암 환자 중 많은 수가 전문적인 도움이 필요한 수준의 스트레스를 경험하는 것으로 보고되었습니다. 특히 암이 난치성이거나 재발하는 경우 등에서는, 긍정적인 기대를 하기가 더욱 어려워지면서 필연적으로 심한 정신적 스트레스를 유발하게 됩니다. 암의 종류에 따라 우울증이 얼마나 동반되는지를 조사했을 때, 좋지 않은 예후를 보이는 암일수록 우울증이 나타날 확률이 높고, 반대로 주관적인 삶의 질은 가장 낮은 수준으로 평가되었습니다. 난치성 암으로 진단받고 치료 중이거나 암이 재발한 환자는 우울감이나 불안감이 동반된 희망 없는 하루하루를 살아가기도 하고, 치료에 대한 의지가 꺾여 치료를 포기하는 경우가 발생하기도 합니다.

세계보건기구(World Health Organization, WHO)에서는 완화의료의 목적을 암과 같이 "삶을 위협하는 질환에 직면한 환자와 가족들의 삶의 질을 향상시키기 위한 접근 방법으로 통증 및 다른 신체적, 정신적, 영적 문제들에 대한 조기 발견과 전인적인 평가 그리고 치료를 통한 고통의 예방과 경감을 목적으로 한다"라고 규정하였습니다.

국내에서도 이와 비슷하게 2010년 암 관리법에서 완화의료를 "통증과 증상의 완화 등을 포함한 신체적, 심리·사회적, 영적 영역에 대한 종합적인 평가와 치료를 통하여 환자와 가족의 삶의 질을 향상시키는 것을 목적으로 하는 의료"라고 정의하였습니다. 위의 정의에서도 알 수 있듯이, 암 환자의 삶의 질을 높이기 위해서는 난치성 암에 대한 신체적 치료를 넘어서 심리적·정신적인 면을 포함하는 통합적인 치료가 반드시 필요합니다.

이번 장에서는 암이 난치성인 경우의 마음 상태의 특징과 정신건강의학과 진료가 필요한 경우, 암과 삶의 의미 등에 관해 이야기하려고 합니다.

어떤 때 정신건강의학과에 가야 할까요?

암 환자에게는 암으로 인한 증상이나 치료로 인해 심리적, 사회적, 영적 및 신체적 요인들을 모두 포괄하는 영역에서 불쾌한 경험이 생겨날 수 있으며, 이러한 경험은 암에 대처하는 데 방해가 되는 경우가 많으므로 적절한 평가와 관리가 필요합니다. 불쾌한 경험은 흔히 경험할 수 있는 당혹감이나 슬픔, 두려움, 분노 등에서 시작해 기능 저하를 초래할 정도의 우울증, 불안장애, 사회적 고립 또는 실존적 및 영적 위기까지를 포함합니다.

암 환자가 진단 초기에 겪는 정서적 어려움은 일반적으로 며칠에서 몇 주까지 지속될 수 있습니다. 그렇지만 역학 연구 결과 적어도 절반 정도의 환자가 결국에는 암 치료 과정에 성공적으로 적응하는 것으로 알려졌습니다. 바꾸어 말하면 몇 주의 시간이 지났는데도 계속해서 정서적으로 어려움을 겪는 경우, 혹은 진단 초기라도 일상생활이 어려울 정도의 정신적 증상이 있어 적응될 때까지 단기적으로라도 도움을 받고 싶은 경우라면 누구라도 정신건강의학과를 방문할 수 있습니다.

난치성 암 치료 중에 가장 많이 발생할 수 있는 대표적인 정신적 증상에 대해 살펴보겠습니다. 특히 어떤 때 정신건강의학과에 방문하여 도움을 받을 수 있는지, 심리적 증상의 관리 방법은 무엇인지에 대해 좀 더 자세히 알아보겠습니다.

디스트레스(Distress)

앞서 설명한 것처럼, 많은 암 환자가 어떠한 특정한 정신과 질환의 진단 기준을 만족하지는 않지만 다양한 감정적 어려움을 경험하는 것으로 나타났으며, 이를 포괄적으로 '디스트레스'라고 정의하였습니다.

미국 국립종합암네트워크(National Comprehensive Cancer Network, NCCN)에서 개발한 디스트레스 온도계(Distress Thermometer, DT)는 디스트레스 정도를 수치로 간단히 평가할 수 있는 설문으로, 진단 직후나 치료 시작/끝, 재발 시, 완화의료 전환 등 새로운 사건이나 스트레스를 받을 만한 상황이 발생하여 선별 검사가 필요할 때 시행해 볼 수 있습니다.

디스트레스 온도계는 보통 4점 이상을 우울, 불안, 불면 등의 정신과적 증상과 적절한 연관성을 갖는 점수로 생각합니다. 다시 말해 디스트레스 온도계에서 4점 이상이거나 4점 미만이어도 증상이 잘 호전되지 않는 경우, 정신건강의학과 의사나 정신건강 전문가를 방문하여 필요한 치료를 받을 수 있습니다.

우울 및 불안

우울이나 불안은 디스트레스와 동반되어 다양하게 나타날 수 있습니다. 우울장애는 우울한 기분, 자살에 관한 생각, 절망감, 죄책감 등의 특징적인 증상들이 2주 이상 지속적으로 관찰되는 경우에 의심해 볼 수 있으며, 불안장애는 일반적인 걱정을 넘어선 과도한 불안, 걱정, 두려움, 공포와 같은 증상들이 있는 경우 고려할 수 있습니다. 다음과 같은 위험 요인이 있는 경우 우울 혹은 불안 장애가 동반될 가능성이 증가합니다.

- 진행된 암 병기(난치성이나 재발, 말기 암 단계)
- 이전에 우울장애나 불안장애로 진단받은 적이 있음
- 조절되지 않는 심한 통증
- 신체적 불편감이나 기능적 제한
- 사회적 지지의 부족
- 항암 요법 시 사용하는 약물(코르티코스테로이드, 인터페론 알파, 인터류킨2 등)

특정 상황으로 인해 일시적으로 우울이나 불안이 유발된 것이라면 해당 요인에 대한 적절한 조절이나 심리적 지지로 증상이 호전될 수 있으나, 일부에서는 반드시 약물 치료가 필요합니다. 심한 우울이나 불안 증상을 겪어 일상생활에 어려움이 있는 경우, 환자의 상황으로 인해 심리적 지지가 불가능한 경우에도 약물 치료를 고려해 볼 수 있습니다.

불면

암 환자의 불면은 심리적 요인 이외에도 신체적 증상, 통증, 그리고 치료를 위해 처방되는 약물 때문에 생길 수 있습니다. 불면은 몸 상태나 기분, 집중력 등에 영향을 주며, 불면이 지속될 경우 암 치료나 관리에도 영향을 미칠 수 있습니다. 다음과 같은 요인들이 있는 경우 불면이 동반될 가능성이 증가합니다.

- 과각성 경향
- 불면증의 가족력 및 과거력
- 동반된 정신과적 질환(우울장애, 불안장애 등)
- 입원 치료
- 수술이나 방사선 치료, 골수 이식, 항암 치료, 호르몬 요법
- 조절되지 않는 심한 통증
- 잘못된 수면 습관(과도한 낮잠, 불규칙한 수면 시간이나 생활 방식, 침대에서 많은 시간을 보내는 것 등)

불면을 치료하기 위해서는 우선 스스로 건강한 수면을 위한

원칙에 따라 생활할 것을 권유하며(구체적인 내용은 이 책의 〈암과 불면증〉 장 참조), 증상이 지속되는 경우 정신건강의학과에서 약물/비약물적 요법을 통해 치료를 시도해 볼 수 있습니다

마음건강을 위한 정신치료적 개입:
의미중심 정신치료(Meaning-centered psychotherapy)에 관하여

위에서 마음건강관리를 위해 정신건강의학과에 가야 하는 경우와 주된 정신과적 증상에 대해 알아보았습니다. 난치성 암을 진단받게 되면 인생을 되돌아보거나 자신의 삶에 대해 여러 가지 생각을 하면서 마음속 고민이 생기게 되고, 이를 잘 해결하지 못하면 앞서 설명한 우울이나 불안 같은 디스트레스 증상들을 경험하게 됩니다.

이러한 마음의 문제들을 해결하는 데 도움이 될 수 있는 정신치료적 개입 방법 하나를 소개하고자 합니다.

빅터 프랭클(Viktor E. Frankl)은 2차 세계대전 당시 나치의 아우슈비츠 강제수용소에 3년 동안 수용되었던 유대인 신경정신과 교수입니다. 강제수용소에서 생사의 엇갈림 속에서도 삶의 의미를 잃지 않았던 그의 경험은 『죽음의 수용소에서(Man's search for meaning)』라는 책으로 출판되었고, 이 저서에서 '의미중심 정신치료(Meaning-centered psychotherapy)'라는 난치성, 말기 암 환자의 정신건강 개입 방

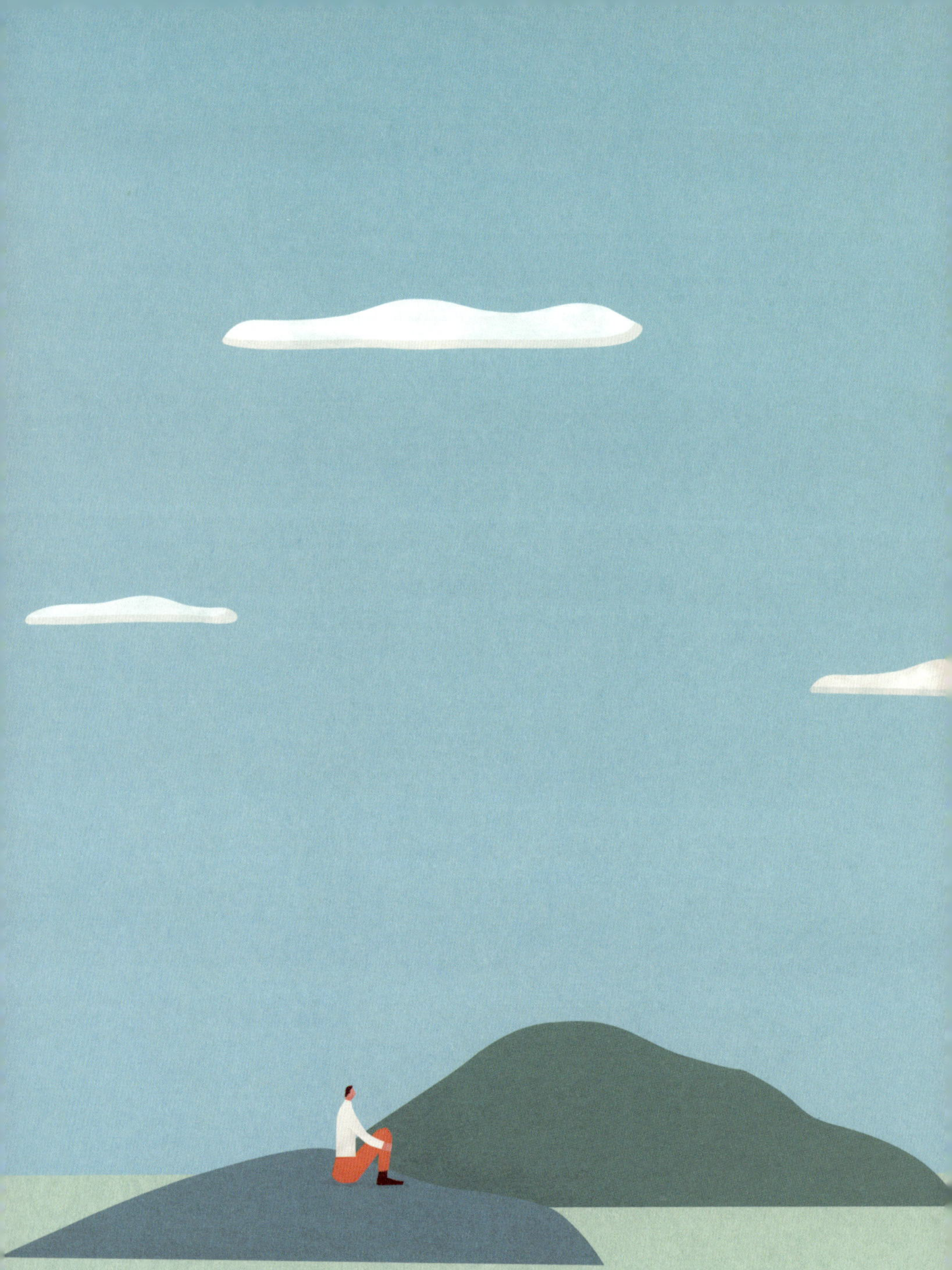

암의 진행을 통제할 수 없어 보일 때조차도
우리는 암에 대한 태도를 선택할 수 있으며,
'나'라는 사람의 정체성의 핵심과 의미를 지킬 수 있습니다.

법이 만들어졌습니다.

의미중심 정신치료는 인생에서 매우 힘든 상황에 처한 사람이 삶의 의미를 잃었을 때 이를 되찾을 수 있도록 도와주는 방법으로, 죽음이 임박한 질병을 진단받는 과정에서 경험하는 정신적 고통(디스트레스)을 자기 자신이 삶에서 좀 더 성숙해질 수 있는 기회를 제공하는 상황으로 여기며, 좀 더 심오한 의미가 담긴 삶의 위기로 생각해 보도록 돕는 과정입니다.

암 환자의 마음건강에서 의미의 중요성

난치성 암 환자들에게 삶의 의미와 웰빙(well-being)이 중요하다는 여러 가지 증거들이 있습니다. 모들(Moadel)과 동료들이 200명 이상의 암 환자를 대상으로 한 연구에서 그들에게 가장 필요한 것이 무엇인지 물어보자, 조사 대상의 51%가 두려움을 극복하는 것이라고 답했으며 41%는 희망을 발견하는 것이라고 답했습니다. 브래디(Brady)와 동료들이 진행한 다른 연구에서는 삶의 의미를 높게 경험하고 있다고 보고하는 암 환자들이, 낮은 정도의 의미/평안을 경험하고 있다는 환자들보다 더 높은 삶의 만족도를 보이며, 심각한 신체적 증상들도 더 잘 견딘다는 것을 발견했습니다.

다른 비슷한 연구들을 종합했을 때 분명한 점은, 삶의 의미를 찾는 것이 우울감, 희망 없음, 자살에 관한 생각 등과 같은 우울 증상의 완충재 역할을 한다는 것입니다. 우울한 느낌, 희망 없음, 의미의 상실 등은 낮은 생존율, 절망감, 빨리 죽고 싶어 하는 마음 등과 연관되어 있습니다. 즉, 마음건강 상태를 돌보고 삶의 의미를 지키는 것은 정신건강뿐 아니라 신체건강까지 증진하는 효과를 낳는다고 볼 수 있겠습니다.

암과 삶의 의미

자신의 삶이 매우 의미 있게 느껴졌던 순간이나 경험을 한두 가지 생각해 봅시다. 강렬하고 특별한 경험이었을 수도 있고, 일상적인 경험이었을 수도 있습니다. 삶의 어려운 시기를 통과한 경험, 혹은 가장 살아 있는 것처럼 느꼈던 어떤 순간도 좋습니다. 무엇이든 떠올려 봅시다.

이번에는 암 진단을 받기 전을 생각해 봅시다. 그리고 '나는 누구인가?'라는 질문에 답을 3개 이상 적어 보세요. 그것은 긍정적이거나 부정적일 수도 있고, 성격 특성이나 신체상, 신념, 혹은 당신이 행하는 것이나 당신이 아는 사람 등을 포함할 수 있습니다. 예를 들어 다음과 같이 시작할 수 있습니다.

나는 ________________________ 한 사람이다.

나는 ________________________ 이다.

위 질문에 답을 해 보았다면, 암을 진단받은 이후의 답을 적고, 암이 어떻게 당신의 대답에 영향을 끼쳤는지 잠시 생각해 보세요.

답이 같은가요?

암이 당신의 가장 의미 있는 것들에 어떻게 영향을 끼쳤나요?

내 삶이 의미 있다고 느끼는 것은, 내가 유일무이한 나만의 역할과 목적을 위해 살아가고 있다는 개인의 믿음과 연관되어 있습니다. 이 믿음이 있는 사람은 자신의 잠재력을 최대로 발휘하며 살아야 할 책임을 느끼며, 그렇게 살아가며 평안, 만족감, 혹은 자신보다 더 큰 어떤 것에 연결되어 있다는 초월감까지도 얻을 수 있습니다. 또한 의미 있다는 것은 살아 있음을 생생하게 느끼는 순간을 말하며, 그 순간은 비극적이거나 끔찍할 수도, 경이롭거나 환희와 기쁨으로 가득 차 있을 수도 있습니다.

역경은 인간이 한계를 마주할 때 발생합니다. 암은 한계를 보여 주며, 죽음은 최종적인 한계입니다. 역경의 시간에 사람들은 자신이 살아온 삶의 의미나 가치, 목적 등에서 분리될 수도 있습니다. 그러나 삶의 의미는 결코 그 존재 자체가 사라지지 않습니다. 인간은 역경 가운데서도 삶 자체에서 의미를 이어 갈 수 있는 잠재력이 있습니다.

암의 진행을 통제할 수 없어 보일 때조차도 우리는 암에 대한 태도를 선택할 수 있으며, '나'라는 사람의 정체성의 핵심과 의미를 암 발생 전과 다름없이 지킬 수 있습니다. 암이 종종 신체적 '행동'

을 제약하여 부모나 배우자 등의 어떤 역할을 수행하지 못하게 할 수는 있습니다. 예를 들어 너무 피곤해서 자녀와 함께 뛰어놀지는 못하더라도, 자녀가 노는 모습을 지켜보면서 느낀 경험을 말로 나누며 자녀에 대한 사랑과 자부심, 희망을 전달할 수 있다면, 우리는 여전히 부모로서의 정체성을 지킬 수 있습니다.

의미의 근원

당신의 삶의 의미를 더욱 깊게, 다각도에서 고찰해 보도록 삶의 의미의 근원을 크게 네 가지로 나누었습니다. 다음 질문들에 대해 자신만의 답을 생각하거나 적어 보시기 바랍니다.

의미의 역사적 근원: 유산으로서의 삶

- 지금까지의 삶을 되돌아볼 때, 오늘의 '나'라는 존재에 가장 큰 영향을 준 가장 중요한 기억, 인간관계, 가치, 전통 등은 무엇인가요? 당신의 삶에 특별한 의미를 주었던 과거의 사건은 무엇이며, 중요한 사람은 누구인가요?
- 지금 당신 자신에 대해 되돌아볼 때, 가장 자랑스럽게 여겨지는 의미 있는 활동, 역할 성취는 무엇인가요? 당신이 다른 사람들에게 물려주고 싶은 삶의 유산은 무엇인가요?

의미의 태도적 근원: 삶의 한계에 직면하기

- 과거에 직면했던 삶의 한계, 상실, 장애는 무엇이었나요? 그리고 당시에 당신은 그 문제를 어떻게 다루고, 어떻게 대응했나요?
- 암으로 인해 생긴 삶의 한계는 무엇이며 지금 당신은 어떻게 반응하고 있나요? 삶의 한계를 자각하지만 여전히 매일의 삶에서 의미를 찾을 수 있나요?

의미의 창의적 근원: 창의성, 용기, 책임감

- 당신의 삶 가운데 용기 있었거나 주인의식이 있었던 때, 혹은 가치 있는 어떤 것에 전념했던 때가 있었나요?
- 당신에게 가장 의미 있는 것을 당신은 일이나 창의적 활동(예: 직업, 양육, 취미)을 통해 표현했다고 생각하나요? 어떻게 표현했나요?
- 당신은 책임감을 느끼고 있나요? 그렇다면 누구에게, 무엇에 대한 책임감을 느끼고 있나요?
- 끝내지 못한 일이 있나요? 늘 하기를 원했으나 아직 시작하지 못한 일은 무엇인가요? 그 일을 끝내지 못하거나 시작하지 못한 이유는 무엇인가요?

의미의 경험적 근원: 사랑, 아름다움, 유머

- 사랑, 아름다움(예술작품이나 자연경관의 아름다움을 떠올려 보세요), 유머는 이 경험을 통해 우리 자신을 초월하도록 만들 수 있습니다. 이는 힘든 사건을 이겨 내거나 고통스러운 경험으로부터 건강한 거리를 유지하여, 내가 살아 있다고 느끼고 어려운 상황을 가볍게 느낄 수 있도록 도와줍니다. 각각의 경험을 통해 살아 있다고 느꼈던 순간이 있다면 적어 보세요.

사랑 ______________________________

아름다움 ______________________________

유머 ______________________________

미래의 삶에 적용하기

위의 내용을 읽으면서 어떤 생각이 들었나요? 이 과정을 통해 당신의 삶의 의미나 투병의 경험을 바라보는 관점에 변화가 있었는지 궁금합니다. 이 글을 읽은 뒤 삶의 의미를 더욱 풍성하게 만들어 내기 위해, 새로운 시작을 탐색할 수도 있습니다. 예를 들면 사진첩이나 동영상 만들기, 깨진 관계 회복하기, 늘 하기 원했으나 아직 하지 못한 어떤 것을 시작하기 등이 있습니다. 어떤 분은 이 노력을 하지 않기로 선택할 수도 있고, 어떤 분은 '내 인생이 나의 유산이고 의미이다'라고 생각하며 적극적으로 시도할 수도 있습니다. 또 어떤 분은 극심한 피로나 병과 같은 이유로 시도에 제약을 받거나 끝내지 못할 수도 있습니다.

각자의 생각과 선택은 존중받아 마땅합니다. 방법은 다양할지라도, 삶의 의미와 근원에 대해 더 잘 이해하고 그것을 매일의 삶 가운데 적용할 수 있다면, 그것은 곧 삶의 의미를 미래로 전환하는 것이며, 미래에 대한 희망이 되어 줄 것입니다.

내 삶의 의미를 다시 찾기 위하여

지금까지 암이 난치성, 재발성일 때와 같이 완치가 어려운 상황에서의 마음건강 상태와 흔히 발생할 수 있는 정신과적 증상 및 정신건강의학과 진료가 필요한 경우에 대해 알아보았습니다.

디스트레스나 우울, 불안, 불면 및 기타 증상으로 힘들다면 주저하지 말고 정신건강의학과 방문을 고려해 주시기 바랍니다. 또한 스스로의 마음건강을 돌아보고 챙겨 볼 수 있도록, 난치성 암 환자의 정신치료를 위해 고안된 '의미중심 정신치료'의 내용을 중심으로 암이 내 삶에 가져다주는 의미를 생각해 보는 시간을 가졌습니다.

이 글을 읽고 생각하며 삶의 의미의 근원에 대해 조금 더 이해하고 자신의 삶에서 추구해 오던 의미를 놓치지 않고 다시 찾으면서, 그것이 마음건강을 지키는 데 힘이 되어 주기를 바랍니다.

참고문헌

1. 퇴원 후 암 환자 케어를 위한 일차의료 진료 매뉴얼. 국립암센터. 2020.

2. 박종혁, 이덕형, 이진수 외. 암경험자 건강관리 가이드. 국립암센터. 2015.

3. Ventafridda V. According to the 2002 WHO definition of palliative care. Palliat Med. 2006; 20: 159.

4. National Comprehensive Cancer Network. Distress management. Clinical practice guidelines. J Natl Compr Canc Netw 2003; 1: 344-74.

5. Frankl VF. Man's search for meaning. New York (NY): Simon & Schuster, Inc.; 1959.

6. Moadel, A., Morgan, C., Fatone, A., Grennan, J., Carter, J., Laruffa, G., Dutcher, J. Seeking meaning and hope: self-reported spiritual and existential needs among an ethnically-diverse cancer patient population. Psycho-Oncology: Journal of the Psychological, Social and Behavioral Dimensions of Cancer. 1999; 8(5): 378-385.

7. Brady, M. J., Peterman, A. H., Fitchett, G., Mo, M., Cella, D. A case for including spirituality in quality of life measurement in oncology. Psycho-Oncology: Journal of the Psychological, Social and Behavioral Dimensions of Cancer. 1999; 8(5): 417-428.

8. Breitbart, W., Rosenfeld, B., Pessin, H., Kaim, M., Funesti-Esch, J., Galietta, M., Brescia, R. Depression, hopelessness, and desire for hastened death in terminally ill patients with cancer. Jama, 2000; 284(22): 2907-2911.

9. 윌리엄 브레이트바트, 샤논 팝피토 외. 진행성 암 환자를 위한 의미중심 집단정신치료. 이재헌, 황진숙 옮김. NUN. 2019.

암에 걸린 아이의 마음건강관리

: 아이가 암에 걸렸을 때, 내 아이의 마음은 어떻게 돌봐야 하나요?

김은주 강남세브란스병원 정신건강의학과 교수
천근아 세브란스 어린이병원 소아정신과 교수

자녀가 암에 걸렸다는 사실을 알게 되면 부모들은 절망적인 기분에 빠집니다. 처음에는 진단을 받아들이기 어려워하고, 무감각해지거나 무슨 일이 일어나고 있는지 믿기 어려워하기도 합니다. 시간이 지남에 따라 분노, 슬픔, 죄책감, 두려움, 현실 부정과 같은 고통스러운 감정을 느끼고, 자녀의 치료 과정에 따라 자신의 감정이 오르락내리락함을 알게 됩니다. 어떤 날은 자기가 잘 대처하고 있다고 여기다가도, 또 다른 날은 완전히 길을 잃거나 통제 불능이라고 느낄 때도 있습니다. 이 모두가 시련을 맞닥뜨렸을 때 많은 사람들이 느끼는 공통적이고 정상적인 감정입니다.

암에 걸린 아이의 몸과 마음에는 어떤 변화가 생기나요?

암에 걸린 아이들의 삶은 극적으로 변화합니다. 병원 방문, 검사와 치료, 입원이 일상생활의 일부가 되면서 아이들의 가족관계, 학교 등교 및 친구 관계에도 큰 변화가 생깁니다. 학교에 갈 수 없거나 발병 전처럼 정상적인 활동을 할 수 없다는 사실, 입원 기간이 길어지면서 친구나 가족과 떨어져 지내는 시간에 아이는 외로워집니다. 이런 과정에서 대부분의 환아는 불안, 두려움, 화남, 혹은 속상함과 같은 복합적인 감정을 느낄 것입니다.

물론 아이들은 아픈 동안에도 놀라운 자연 회복력을 보이곤 합니다. 그렇더라도 전문가들은 이 어려운 시기에 아이들의 정서적 상태를 이해하고, 위로와 사랑, 안정감을 제공하는 것이 회복력을 뒷받침하는 데 매우 중요하다고 강조합니다. 아이들에게는 아픈 시기에 항상 믿을 수 있고, 자신이 사랑받는다고 느낄 수 있는 가까운 사람들이 곁에 있는 것이 특히 중요합니다. 물론 대부분은 부모가 이러한 지지의 원천이 될 것입니다. 부모는 아이가 낯선 상황에서 어떻게 대처하는지, 무엇이 아이를 두렵게, 슬프게, 혹은 행복하게 하는지, 그리고 스트레스를 많이 받는 순간에는 어떻게 긴장을 풀 수 있는지에 대해 누구보다 잘 알고 있기 때문입니다.

아이에게 적절한 지지를 제공하기 위해서는 부모가 소아의 암에 대해서 기본적인 이해를 하고, 감정 반응의 특성, 이에 따른 설명 및 대처 방법 등을 알고 있어야 합니다. 어떤 경우에 전문가적 도움을 받아야 하는지에 대한 지식도 필요합니다. 그러면 당황하지 않고 침착하게 대응하는 데 큰 도움이 될 것입니다.

암에 걸린 것을 알게 된 아이들은 어떤 반응을 보이나요?

소아의 암에 대한 인식, 감정과 반응은 아이의 나이, 발달 수준에 따라 많이 다릅니다. 암에 걸린 아이들의 일반적인 반응을 나이별로 알아보겠습니다.

영유아(0~5세)

0~5세의 어린 아이들은 자신의 병에 대한 인지적 이해가 부족합니다. 따라서 병 자체보다는 검사 및 치료 시 통증이 심한 것, 부모와 떨어져 있는 것 등 여러 가지 제약 사항이 생겨 평소만큼 재미있게 놀 수 없어서 화가 나거나 혼란스러워할 수 있습니다. 0~5세의 영유아나 어린이가 자주 보이는 반응은 다음과 같습니다.

- 부모와 떨어져 있는 것을 매우 두려워하여 평소보다 더 많이 부모를 찾는다.
- 평소보다 더 많이 울고, 소리 지르고, 떼를 부린다.
- 검사 및 치료에 비협조적이다.
- 식사, 놀이 등 평소 일과가 바뀌어서 짜증을 내고 칭얼거린다.
- 잠드는 데 어려움을 겪거나 밤새 깨어 있는 등 잠자는 패턴에 변화가 생긴다.

- 용변 가리기 등 평소 독립적으로 할 수 있었던 행동도 잘 못하는 등 퇴행한다.
- 전에는 좋아하던 놀이도 하고 싶어 하지 않는다.

초등학교 취학 연령 아동(5~12세)

이 연령대 아이들에게 나타나는 몇몇 반응은 영유아기와 비슷하지만, 취학 연령 아동은 어느 정도 독립적으로 생활할 수 있으며, 앞으로 무슨 일이 발생할 것인지를 설명하면 이해할 수 있습니다. 이 시기의 아이들이 자주 보이는 반응은 다음과 같습니다.

- 학교 친구나 다른 친구들과의 상호작용을 그리워한다.
- 학교 공부와 방과 후 활동에 지장이 생기는 것에 대해 좌절감, 불안, 때로는 분노를 느낀다.
- 친구들과 멀어지고 학교 공부를 거부하기도 한다.

10대 청소년

청소년기는 육체적, 심리적, 사회적으로 독립심이 새롭게 생기고 감정적인 변화가 큰 시기이므로, 10대들에게 암 진단은 매우 혼란스럽고 힘든 일입니다. 그만큼 암 치료에 수반되는 스트레스 및 다양한 감정에 대처하는 것이 치료 경과에 중요한 영향을 미칩니다.

청소년 개인의 성향에 따라 암 진단에 대한 반응은 다양합니다. 어떤 10대 아이는 자기 자신의 힘으로 대처하려고 안간힘을 쓰면서 가족의 도움을 거부하기도 하고, 어떤 10대 아이는 지인들에게 더 가까이 다가가고 그 어느 때보다도 더 의존적이 되기도 합니다.

- 신체 기능, 체력이 예전 같지 않은 것에 분노하고 불안해한다.
- 치료가 외모와 행동에 영향을 미치는 부작용(탈모, 움직임의 제한, 체중 변화 등)에 대해 속상함과 수치심을 느낀다.
- 위축되고, 기분이 매우 우울해진다.
- 자신에게 일어난 나쁜 일로 인한 고통을 잊기 위해 아무 일도 없는 것처럼 행동하거나, 병과 치료에 대해 농담을 하기도 한다.
- 부모, 교사, 의료진에게 반항하면서 치료와 관리를 더 어렵게 만든다.
- 친구나 교사 등, 가족 이외의 사람들에게 평소보다 더 많은 도움을 구한다.
- 학업 중단, 향후 진로 및 취업 문제 등에 대한 고민도 많다.

암에 대해서 누가, 언제, 무엇을 설명해야 하나요?

많은 부모가 암 진단에 대해 처음에는 환아에게 사실대로 말하지 않습니다. 부모가 암 진단으로 충격받을 어린 자녀를 보호하고 싶어 하는 것은 지극히 당연한 일이겠죠. 하지만 대부분의 환아는 병원 방문과 검사, 학교 결석 등 일상에 변화가 생기면서 무언가 잘못되었다는 사실을 감지합니다. 또한 눈치로 부모의 감정이나 행동 변화를 알아차립니다.

아이들이 암이라는 심각하고도 속상한 소식에 어떻게 반응하는지는 종종 부모가 어떻게 대처하느냐에 달려 있습니다. 전문가들은 암 진단에 대해 아이에게 솔직할 것을 권유합니다. 하지만 사실을 모두 전하는 것은, 특히 부모 스스로도 자녀의 암 진단을 받아들이기 힘든 상황에서는 엄청나게 어려운 일입니다. 다음은 아이에게 암에 대해 설명할 때 알아 두면 좋을 일반적인 조언입니다.

누가 아이에게 말해야 하나요?

많은 부모와 자녀들은 대개 의사로부터 암 진단에 관한 이야기를 듣습니다. 그런데 만약 부모 자신이 자녀에게 직접 이야기하고 싶다면, 그것도 괜찮습니다. 부모가 무엇을 말하고, 질문에 어떻게 대답해야 하는지에 대해 의사나 간호사의 조언을 구하는 것도 좋은 방법입니다.

아이에게 언제 말을 해야 하나요?

되도록 빨리 알려야 합니다. 그것이 부모와 자녀 사이에 신뢰를 쌓는 데 도움이 됩니다. 그렇다고 아이에게 모든 사실을 한꺼번에 말해 주어야 한다는 의미는 아닙니다. 아이가 이해할 수 있는 소량의 정보부터 주기 시작하는 게 좋습니다.

아이에게 뭐라고 말해야 하나요?

부모와 자녀가 공유하는 정보는 자녀의 나이, 지적 수준 및 이해도에 따라 달라집니다. 명확하고 간결하게, 아이가 이해하는 단

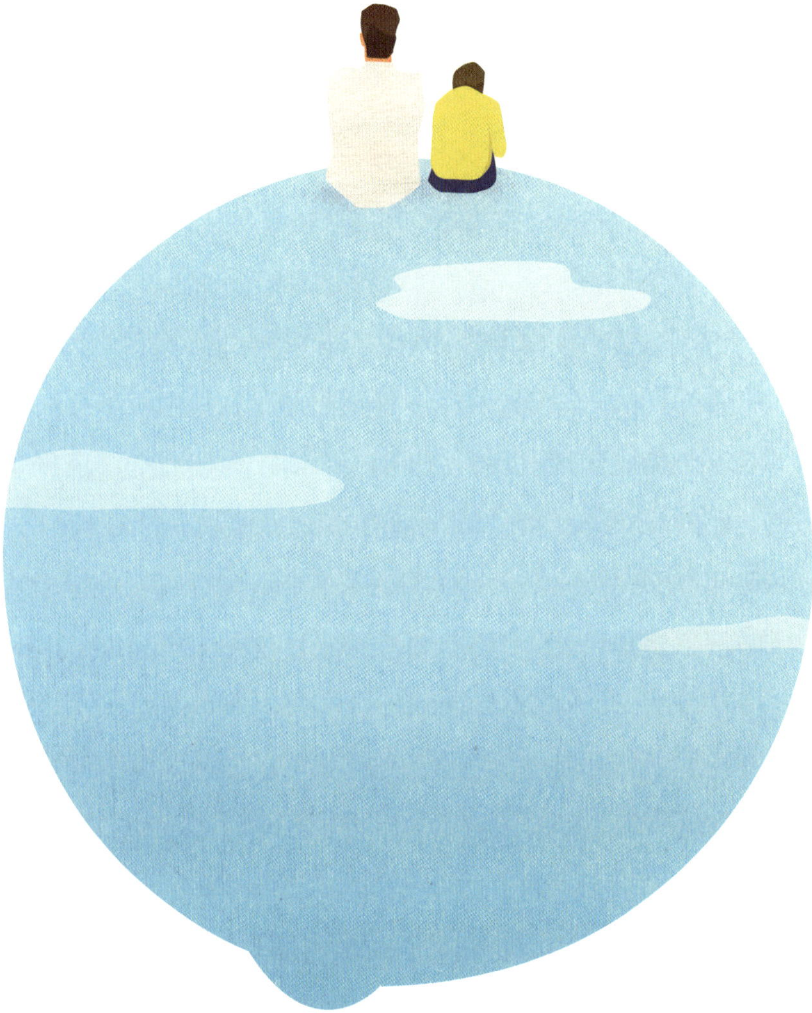

"의사 선생님이 설명해 주신 내용은 앞으로 너한테도 설명해 줄게.
네가 최대한 편안하게 치료받을 수 있도록 모두가 애쓰고 있단다."

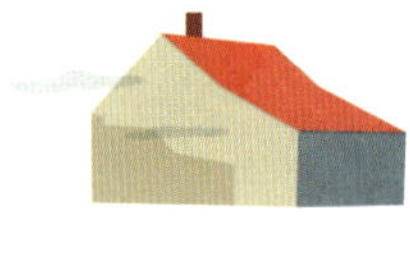

어를 사용하여 아이가 앞으로 무엇을 해야 할지 알 수 있도록 설명해 주어야 합니다. 아이는 부모의 목소리 톤과 표정에서 많은 것을 알게 되므로, 침착한 태도로 설명하는 것이 중요합니다.

아이에게 어른들의 기분이 어떤지 말해 주는 것은 환아가 감정을 더 쉽게 표현하는 데 도움이 됩니다. 아이에게 '감정에는 옳고 그름이 없으며, 네가 느끼는 것이 무엇이든지 정상적인 반응이라고, 나는 항상 너를 지지할 것'이라고 안심시켜 주세요.

아이에게 어느 정도까지 말해야 하나요?

병에 대한 기본적인 사실, 치료법, 그리고 앞으로 무슨 일이 일어날지에 대해 설명해 주어야 합니다. 지나치게 자세한 세부 사항이나 너무 앞서서 미리 정보를 주면 아이들이 이해하기 어려울 수 있습니다. 아이가 전달한 내용을 잘 이해했는지 대화를 하면서 확인해야 합니다. 아이들은 종종 대답을 듣지 못한 질문에 대해 스스로 답을 찾기 위해 상상력을 동원하고, 최악의 경우가 닥치면 어떻게 하나 두려워할 수도 있습니다. 따라서 질문에 정직하게 대답하고 대화를 지속해 가면 아이에게 도움이 될 것입니다. 거짓말을 하면 아이가 부모나 의료진을 불신하게 될 수 있으므로, 어른들이 확신할 수 없는 것은 아이에게 거짓 약속을 하지 않는 것이 중요합니다.

아이에게 암에 대해서 어떻게 설명해야 하나요?

아이들이 다음과 같은 질문을 했을 때, 어떻게 대답해야 하는지 의료진과 미리 상의하는 게 좋습니다.

암이란 무엇인가요?

자녀와 암에 관해 이야기할 때는 간단한 단어와 개념부터 시작하는 게 좋습니다. 먼저 암은 전염되지 않는다, 즉 암은 누군가로부터 옮거나, 다른 사람에게 전염될 수 있는 질병이 아니라는 것을 설명합니다. 어린아이는 자기를 아프게 하는 혹이 있다거나 자신의 혈액이 정상적인 방식으로 작동하지 않음을 이해할 수 있습니다.

왜 암에 걸렸을까요?

어떤 아이는 자신이 나쁘거나 잘못된 일을 해서 암에 걸렸다고 생각하곤 합니다. 아이에게 본인이나 다른 사람이 나쁜 짓을 해서 암에 걸린 것이 아니며, 의사들이 어린이에게 암을 유발하는 원인에 대해 더 자세히 알아보기 위해 노력하고 있다고 말해 주세요.

암이 나을 수 있을까요?

몇몇 아이는 암으로 죽은 사람에 대해서 이미 듣거나 보았을 수도 있습니다. 그런 아이는 자신의 병이 나을 것인가를 가장 궁금해할 텐데, 다음과 같이 말해 주는 게 좋을 것입니다.

"암은 심각한 병이야. 그렇지만 의사, 간호사 선생님들은 지금까지 너처럼 아픈 아이들을 잘 치료해서 병을 낫게 해 주셨어. 엄마 아빠는 네가 나을 수 있게 뭐든지 할 거니까 아무 걱정하지 마. 먼저 네가 걸린 암의 종류와 치료법에 대해서 의사, 간호사 선생님과 이야기해 보자."

치료받는 동안 많이 힘들까요?

아이는 치료 중에 얼마나 힘들지를 궁금해할 것입니다. 암에 걸린 아이들은 종종 머리카락이 빠지거나 매우 아파하는 암 환자들을 보게 됩니다. 먼저 부모는 아이가 받게 되는 치료가 아이의 몸에 어떤 영향을 미치는지, 외모가 어떻게 달라질 수도 있는지, 그리고 어떤 부작용이 생길 수 있는지 의료진에게 물어보아야 합니다. 그런 다음에 아이를 안심시키기 위해 이렇게 말해 주는 게 좋겠지요. "같은 종류의 암에 걸렸더라도, 모든 사람에게 똑같은 증상이 생기는 것은 아니야. 의사 선생님이 설명해 주신 내용은 앞으로 너한테도 설명해 줄게. 네가 최대한 편안하게 치료받을 수 있도록 모두가 애쓰고 있단다."

암 치료 중인 아이, 어떻게 도울 수 있을까요?

아이들은 부모에게서 많은 영향을 받기 때문에 부모의 차분하고 희망적인 태도가 중요합니다. 부모는 다음과 같은 방법으로 자녀를 보살필 수 있습니다.

- 언제, 어떻게 감정을 표현할지 조절한다. 감정을 강하게 표출해서 아이를 놀라게 해서는 안 된다.
- 아이를 돌보는 데 가까운 가족이나 친구들도 포함시킨다. 아이는 때때로 다른 누군가가 곁에 있음으로써 도움을 받을 수 있으며, 그렇게 되면 부모도 잠깐의 휴식을 취할 수 있다.
- 어린이 의료팀(의사, 간호사, 사회복지사, 목사, 병원학교 교사 등)의 도움을 받는다. 그들은 암에 걸린 아이들을 치료하는 전문가다.
- 자녀의 암과 치료법에 대한 지식을 갖춰 아이에게 힘을 실어 준다. 나이에 맞는 적절한 정보는 두려움을 줄이고 아이가 상황을 좀 더 효과적으로 통제할 수 있게 해 준다.
- 어린이 암 후원 단체들의 지원을 받는다.

나이에 따라 대처하는 방법

나이에 맞게 적합한 설명을 해 주면 아이는 치료 중에 무슨 일이 일어날지 예상하고, 시술 중에 잘 대처하며, 지지를 받는다고 느낄 수 있습니다.

만 1세 미만

아기를 안아 주고 부드럽게 터치해 준다. 아이의 장난감이나 담요 같은 친숙한 물건들을 집에서 가져온다. 부모의 목소리가 자녀에게 안정감을 주므로 말을 하거나 노래를 불러 준다. 되도록 잘 먹이고 평소와 같은 수면 습관을 유지하게끔 노력한다.

만 1~2세

아주 어린 아이들은 보고 만지는 것을 통해 사물을 이해한다. 유아는 놀이를 좋아하므로, 아이가 놀게 할 수 있는 안전한 방법을 찾는다. 유아는 선택하는 것을 좋아하므로, 아이가 좋아하는 스티커나 좋아하는 맛의 약을 선택하도록 한다. 아픈 시술에 대해 무서워하고 불안해할 수 있으므로, 시술 전에는 아이를 미리 준비시키고 부모가 함께 옆에 있는다.

만 3~5세

아이가 치료를 더 잘 이해할 수 있도록 의사에게 모형, 기계 또는 소모품(튜브, 붕대, 포트 등)을 미리 만져 볼 수 있는지 문의한다. 만약 시술이 아프다면, 아이에게 책을 읽어 주거나 안고 있을 인형을 주는 등 통증으로부터 주의를 분산시킬 준비를 한다.

만 6~12세

취학 연령의 아이들은 약물과 치료로 병이 나아진다는 것을 이해한다. 그들은 치료에 협조할 수 있으며, 앞으로 무슨 일이 일어날지 알고 싶어 한다. 이 나이 또래의 아이들은 질문이 많으므로 대답해 주거나 함께 답을 찾을 준비를 할 필요가 있다. 또래 관계가 중요하므로 아이가 친구나 가족과 연락을 유지할 수 있도록 도와준다.

10대 청소년

10대들은 암이 그들의 삶, 우정, 외모, 그리고 활동을 어떻게 변화시킬지에 대해 고민한다. 그들이 친구와 계속 연결되게 도울 수 있는 방법을 찾아본다. 또한 독립심이 커지는 시기이므로, 치료 전에 그 아이가 가졌던 공간과 자유를 주고, 치료 결정 과정에도 환자 본인을 포함시킨다.

암 치료 중에 생기는 변화에 대처하는 방법

외모의 변화

탈모에 대비한다.

치료를 받으면서 아이의 머리카락이 빠질 수도 있다면, 아이가 재미있는 모양의 모자, 스카프, 가발을 미리 고르도록 한다. 치료 전에 머리를 짧게 자르는 것이 탈모에 도움이 될 수도 있다.

체중 변화에 유의한다.

어떤 치료법은 체중 감소나 증가를 유발할 수 있다. 영양사로부터 조언을 받아 치료 과정에 나타나는 아이의 신체적인 변화에 대비한다.

창의적으로 준비한다.

아이와 함께 좋아하는 옷을 쇼핑하는 것도 좋은 방법이다. 멋진 티셔츠나 재미있는 모양의 모자가 아이의 자존감을 키우는 데 도움이 되기도 한다.

대인관계의 변화

아이가 친구들과 계속 연락할 수 있게 돕는다.

길고 고통스러운 치료 기간에 친구 관계에 큰 변화가 생길 수 있다. 아이의 친구들은 뭐라고 말해야 할지 몰라서, 혹은 잘못된 말을 할까 봐 두려워서 아무 말도 못 할 수도 있다. 그 이유가 무엇이든지 친구들이 무관심해 보일 때 아이는 상처받을 것이다. 또 친구들처럼 일상생활을 계속할 수 없는 자기 모습에 소외감을 느낄 수도 있다. 하지만 아이는 투병 경험을 통해 새 친구를 만들 수도 있다. 부모는 문자, 이메일, 온라인 화상 채팅, 전화 또는 소셜 미디어 사이트를 통해 친구와 연락하도록 권장하고 도와줄 수 있다. 친구들이 집이나 병원을 방문할 수도 있다.

자녀가 어떻게 응답하는 게 좋을지 같이 생각해 본다.

때때로 사람들은 아이를 빤히 쳐다보거나, 탈모로 인해 아이의 성별을 착각하거나, 개인적인 질문을 할 것이다. 아이와 이럴 때 대화하면서 효과적인 대처 방식을 생각해 볼 필요가 있다. 아이의 성향에 따라 이런 상황에서 어떻게 응답할지, 아니면 무시하는 게 좋을지를 선택할 수 있도록 함께 이야기해 본다.

감정의 변화

시간이 지나면서 많은 아이가 투병에 잘 대처하지만, 때때로 불안, 슬픔, 스트레스, 두려움, 또는 위축된 감정을 느낍니다. 아이와 함께 이야기하면서 그런 상황에 대처하는 방법을 찾을 수 있도록 도와야 합니다. 언제나 엄마 아빠에게 도와 달라고 얘기하라면서 안심시키고, 아이가 하는 말에 귀 기울이고 마음을 터놓는 게 좋습니다. 어떤 아이는 말보다 그림, 글쓰기, 또는 음악 연주로 감정을 표현하는 것을 선호하기도 합니다.

아이가 어려운 감정을 극복하도록 몇 가지 방법을 시도해 봅시다.

긴장을 풀고 즐거워질 수 있는 방법을 찾는다.

비디오 게임을 하거나 영화를 보면 긴장을 푸는 데 도움이 된다. 근육 이완, 복식호흡, 바이오 피드백 연습도 도움이 될 수 있다.

부모의 감정도 침착하게 표현한다.

아이는 부모의 감정을 느낄 수 있다. 부모가 슬프거나 불안함을 느낀다면, 그런 감정에 대해 솔직하게 이야기해 주는 것도 괜찮다. 부모가 자주 자신의 감정을 숨기면, 아이 또한 자신의 감정을 숨길 것이다.

자녀에게 우울증의 징후가 보이면 도움을 받는다.

아이가 가끔 우울하거나 슬퍼하는 것은 정상이지만, 이러한 감정이 너무 오래 지속되고 2주 이상 거의 매일 일어난다면, 이는 우울증의 징후일 수 있다. 부모와 아이가 생각해 낼 수 있는 쉬운 해결책이 없거나, 시간이 지나면서 정서 문제가 더 악화될 때는 전문적인 도움을 구해야 한다. 우울증은 치료할 수 있는 의학적인 질병이다.

입원생활과 학교생활은 어떻게 준비해야 할까요?

아이는 치료 기간에 병원에서 더 많은 시간을 보내게 되고 학교에서 보내는 시간은 줄어듭니다. 다음은 이런 상황에 대처하는 데 필요한 방법들입니다.

입원생활은?

입원은 누구에게나 힘든 경험이지만, 특히 아이에게는 더 힘든 일입니다. 아이는 새로운 사람들과 보내게 된 시간, 낯선 기계, 고통스러운 시술을 받아야 하는 등 이전의 일상과는 매우 다른 상황을 맞게 됩니다. 다음에 제시한 것들을 미리 알고 있으면 병원에서 조금 더 편안하게 지낼 수 있습니다.

위안이 되는 물건을 가지고 온다.

아이가 좋아하는 사진, 게임, 음악을 즐길 수 있게 집에서 미리 준비해 오도록 한다. 이러한 것들은 아이를 위로하고 긴장을 푸는 데 도움을 줄 수 있다.

게임방이나 놀이방을 방문한다.

병원에는 보통 아이들이 놀고, 쉬고, 다른 환아들과 시간을 보낼 수 있는 장소가 있고 여기에는 장난감, 게임, 공예품, 음악, 컴퓨터가 있다. 아이가 병원에서 제공되는 행사나 활동에 참여하도록 격려하고 새 친구를 사귀도록 도와준다.

아이의 병실 침상을 꾸민다.

포스터, 사진, 여러 가지 장식들은 방을 밝게 하고 아이의 기분 전환에 도움이 된다. 의료적 제한이 있을 수 있으므로, 자녀의 병실에 어떤 물품을 가지고 들어갈 수 있는지 의료진에게 미리 확인한다.

새로운 활동을 탐색한다.

치료 시 스포츠가 금지된다면, 아이가 활동적이고 재미있게 지내는 데 도움이 되는 다른 활동을 알아본다. 음악 감상, 독서, 게임 또는 글쓰기 등이 도움이 될 수도 있고, 입원생활 기간에 전에는 전혀 알지 못했던 자신의 새로운 재주와 흥미를 발견하는 아이도 있다.

학교생활은?

대부분의 암 환아는 치료 중에 학교에 가지 못합니다. 어떤 아이는 가끔 출석할 수 있는 반면에, 휴학이 필요한 아이도 있습니다. 아래의 방법들을 알아 두면 치료 중인 환아가 학업 지원을 받는 데 도움이 됩니다.

담당 의사의 의학적 조언을 구한다.

치료가 아이의 에너지 수준과 학업 능력에 어떤 영향을 미치는지 의사에게 물어본다. 아이의 치료 상황, 제한점, 그리고 학교에는 언제까지 결석해야 하는지에 대해서도 물어본다.

병원과 학교에서 받을 수 있는 지원에 대해 알아본다.

병원학교나 학습 지원을 해 주는 시스템을 갖춘 병원도 있으므로 이에 대해 알아본다. 학교 측에는 수업 과제와 시험에 대한 추가적 도움, 상담 등의 교육 및 심리적 지원이 자녀에게 제공될 수 있는지에 대해 알아본다.

선생님에게 아이의 질환에 대한 정보를 알린다.

학교 선생님에게 아이의 건강 상태를 알린다. 그리고 아이가 놓치게 되는 학교 공부 범위, 이를 따라갈 방법 등을 같이 의논하면서 학교와 대화를 이어 가는 게 중요하다. 그러면서 치료 중이나 치료 후에 아이의 교육적 필요를 어떻게 충족시킬지 계획을 세운다.

자녀가 학교생활에 익숙해지도록 돕는 방법은?

아이의 건강 상태가 허락하는 한 되도록 빨리 학교로 돌아가는 게 좋습니다. 규칙적인 일과를 보내고 다른 아이들과 함께 있는 것 자체가 도움이 됩니다. 그렇지만 아이의 에너지가 아직 부족할 수도 있고, 또래 관계가 변했을 수도 있습니다. 또 외모 변화에 예민하고 수치심을 느끼기도 하는 등 적응하기 어려워할 수도 있으니, 상황에 따라 미리 준비해야 합니다.

학교와 상의하기

아이가 필요한 지원을 받을 수 있게 해 준다. 담임선생님이 반 친구들과 이야기를 나누어 학교에 돌아오는 아이를 기쁘게 맞아 준다면 학교 가는 길이 든든해질 것이다. 학교 상담사나 보건 선생님도 큰 도움이 될 수 있다.

학급 친구 부모님들과 대화하기

아이가 학교로 돌아온다는 것을 친한 학부모들에게 알린다. 아이가 반 친구들과 함께 모여서 학교에 없었던 기간에 일어났던 일을 이야기하며 놀 수 있는 시간을 계획할 필요도 있다.

어떤 경우에 전문적인 도움을 받아야 하나요?

암에 걸린 아이와 그 형제자매는 다양한 감정을 느낄 수밖에 없습니다. 시간이 지나면 자연스럽게 대처해 나가게 되지만, 아이가 너무 불안해해서 어떻게 도움을 구해야 할지 알 수 없을 때도 있을 것입니다. 부모는 아이에게 더 심각한 문제가 생겨서 의료진과 이야기할 필요가 있는 경우, 그 징후를 인식할 수 있어야 합니다. 다음은 아이에게 전문적인 도움이 필요한 경우에 나타나는 행동들입니다.

- 계속 슬퍼하고 많이 운다.
- 집중하지 못한다.
- 통상적인 방법으로 달래거나 위로하는 것이 어렵다.
- 학교 공부나 취미, 또래 관계에 관심을 덜 보인다.
- 감정 기복이 심하다.
- 종종 짜증을 내거나, 속상해하고 화를 낸다.
- 자해나 자살 사고에 대한 이야기를 한다.

- 평소와 다른 행동을 한다.
- 암이나 암 치료와 관계가 없이 몸무게가 증가·감소하고, 식욕도 변했다.
- 암이나 암 치료와 관계가 없는 에너지 저하, 피로로 인해 고통스러워한다.
- 잘 못 자는 날이 2주 정도 계속된다.

사회복지사, 상담사, 소아정신과 의사, 기타 관련 전문가들은 모두 이 어려운 시기에 여러분의 자녀에게 도움을 줄 수 있는 사람들이니, 주저하지 말고 전문적인 도움을 구하여 치료 가능한 정신과적 문제들을 해결해야 합니다.

암에 걸린 아이의 형제자매, 그 마음은 어떻게 돌봐야 하나요?

암 진단을 받은 아이의 형제와 자매도 충격을 느낍니다. 환아가 많이 아파하거나 이전과는 다르게 행동하는 것을 지켜보면서 매우 혼란스러워하기도 합니다. 환아의 형제자매는 다음과 같은 심리적 반응을 보일 수 있습니다.

- 암에 걸린 형제나 자매에게 어떤 일이 일어날지에 대해 겁을 낸다.
- 자신이나 가족에게 무슨 일이 생길지, 어떻게 대처할지를 걱정한다.
- 부모를 힘들게 하거나 화나게 하지 않기 위해 괜찮은 척한다.
- 형제나 자매의 병이 그들의 삶에 가져온 변화에 분개한다.
- 자신이 건강하고 즐거운 것에 대해 죄책감을 느낀다.
- 내 가족에게 이런 일이 일어났다는 것에 화가 난다.

- 형제나 자매에 대해 슬픔을 느낀다.
- 자기도 혹시 암에 걸릴까 봐 걱정한다.
- 간병하느라 바쁜 부모님을 자주 못 보기 때문에 외로움, 소외감을 느낀다.
- 암에 걸린 형제나 자매가 받는 관심과 선물에 질투심을 느낀다.
- 모범생이었던 아이가 갑자기 부모의 관심을 끌기 위해서 숙제를 하지 않거나, 친구, 가족, 선생님과 싸우는 등의 행동 변화가 생기기도 한다.

부모로서, 모든 자녀에게 항상 도움을 주고 싶지만, 자녀 중 한 명이 암 치료를 받고 있을 때는 그렇게 하기가 쉽지 않습니다. 다른 자녀가 어려움을 겪고 있다는 것을 알아차린다고 해도 어떻게 해야 할지 모를 수도 있고요. 환아 형제자매의 욕구와 감정에 대해 알아보고, 도울 방법을 찾아봅시다.

다른 자녀와 대화를 한다.

하루 몇 분이라도 매일 이야기할 시간을 정한다. 짧은 시간이라도 함께하고 관심을 보이는 것만으로도 아이들을 돕는 데 큰 차이를 만들 수 있다.

사랑한다고 말해 준다.

"네가 얼마나 힘든지 잘 알고 있어. 엄마 아빠는 지금까지처럼 널 사랑해"라고 말하면 형제자매에게는 큰 위로가 될 것이다. 아이들에게 현재 가장 어려운 것은 무엇인지, 어떻게 느끼는지 물어보는 것도 중요하다.

상황을 계속 알리고 참여시킨다.

환아의 암이나 치료 중에 예상되는 일들에 대해 다른 자녀에게 이야기해 주고, 서로 돕기 위해 함께 할 수 있는 방법을 상의할 수도 있다. 가능하다면, 형

위기 상황에서도 차분하게 대처하고,
사랑을 주고, 옆에 같이 있고,
서로를 안심시켜 주는 부모와 가족은
자녀의 암 치료에
가장 큰 힘이 된다는 것을 기억합시다.

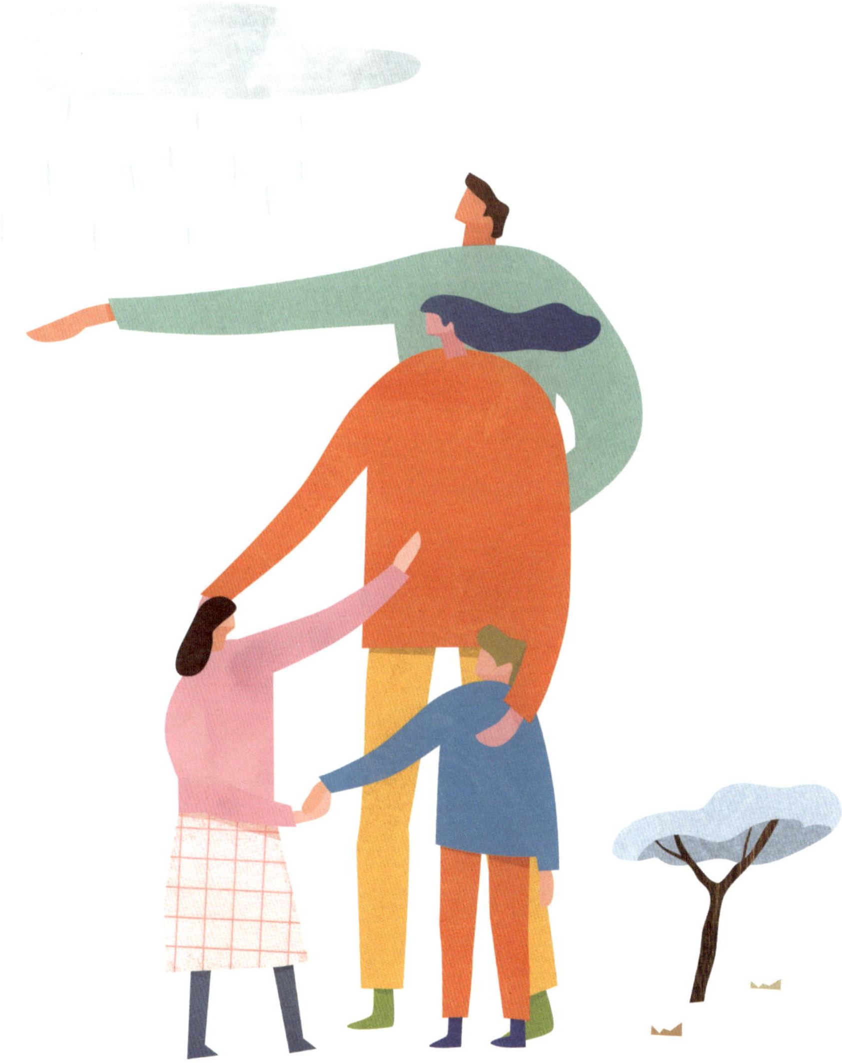

제자매와 같이 병원을 방문할 방법을 찾는다. 병원이 집에서 멀리 떨어져 있거나 코로나 상황 등으로 면회가 불가능하다면 이메일, 문자, 전화 등을 통해 연락을 유지한다.

일상생활을 유지한다.

다른 자녀가 학교 행사와 방과 후 활동, 학원 등에 계속 참여하도록 격려한다.

친구, 가족, 교사, 친한 지인들에게 돌봄에 대한 도움을 요청한다.

많은 사람이 도와주고 싶어 하고 부탁을 받으면 고마워할 것이다. 하지만 일부 청소년은 가족 이외의 사람이 집안일에 대해 아는 것을 원치 않을 수도 있다. 따라서 학교 선생님 등에게 그들을 대신해 도움을 받으려고 계획한다면, 자녀의 의견을 물어보아야 한다.

전문가로부터 도움을 받는다.

대부분의 형제나 자매가 잘 대처하지만, 일부는 그렇지 못할 수도 있다. 자녀가 어떻게 대처하고 있는지 정기적으로 확인하고, 문제행동이나 정서적 어려움이 해결되지 못하고 악화된다면 정신건강 전문가의 도움을 구해야 한다.

새로운 일상생활로의 적응

치료 후에 환아와 가족들은 새로운 삶의 단계로 접어듭니다. 물론 치료 이후에도 새로운 난관과 도전에 직면할 수도 있지요. 어떤 아이는 쉽고 빠르게 학교와 가정생활로 돌아오지만, 이러한 전환이 어렵고 더 오래 걸리는 아이도 있습니다.

부모와 형제자매도 적응 기간을 거치는데, 형제자매는 부모가 병원에 있는 동안 외로워하거나 혹은 더 독립적인 모습을 보일 수도 있습니다. 치료 중에 가족 각자가 해 왔던 특별한 것들에 대해 이야기하는 시간을 마련해 봅시다.

어린 나이에 암 진단을 받고 힘든 투병 기간을 견디어 내는 것은 아이와 부모의 인생에서 큰일입니다. 그런데 인간은 좌절을 통해서 바쁘게 가던 걸음을 멈추고, 문제점을 성찰하고, 치유를 위한 시간을 가질 수 있습니다. 다행스럽게도 대부분의 소아 암 환아와 부모들은 이러한 고통스러운 감정과 좌절을 잘 이겨 내고 있습니다.

암 투병 시기를 잘 견딘 아이들은 성숙해지는 데 필요한 인내심, 감정관리, 집요함, 회복탄력성 등의 심리적인 자원을 키워 갈 수 있습니다. 위기 상황에서도 차분하게 대처하고, 사랑을 주고, 옆에 같이 있고, 서로를 안심시켜 주는 부모와 가족은 자녀의 암 치료에 가장 큰 힘이 된다는 것을 기억합시다. 오늘도 치유를 위해 하루하루 인고와 희망이 섞인 나날을 보내고 있을 환아와 부모님들을 진심으로 응원합니다.

참고문헌

1. National Cancer Institute. Children with cancer, A guide for parents. NIH Publication No. 15-2378. 2015.

2. Wiener, Lori, et al. Pediatric psycho-oncology: A quick reference on the psychosocial dimensions of cancer symptom management. Apos clinical reference handbook, 2015.

3. https://www.cancervic.org.au/cancer-information/children-teens-and-young-adults/reactions-and-emotions-to-childhood-cancer

4. https://www.cancercare.org/publications/202-supporting_a_child_with_cancer

5. https://www.caringbridge.org/resources/10-tips-for-parents-of-kids-with-cancer/

암 치료와 진통제

: 암성 통증, 진통제에는 어떤 것들이 있나요?

김도형 강남세브란스병원 마취통증의학과 교수

암 환자와 보호자는 암 치료 과정에서 쓰이는 진통제에 대해서 기본적인 정보를 알아 둘 필요가 있습니다. 정확한 정보를 알게 되면 통증 치료 과정을 좀 더 잘 이해하고 편안하게 받아들일 수도 있을 것입니다.

이와 더불어 환자와 환자의 가족, 돌봄 제공자에게는 진통제를 사용했을 때 생길 수 있는 부작용의 관찰과 관리에 대한 교육이 필요합니다.

이제 마약성 진통제, 비마약성 진통제, 보조 진통제에 대해 알아보겠습니다.

마약성 진통제

마약성 진통제 치료의 일반 원칙

- 환자마다 적절한 마약성 진통제의 종류, 용량, 투여 경로가 다릅니다.
- 진통제 투여 경로는 경구를 우선으로 하되, 상황에 따라 적절한 경로가 달라질 수 있습니다.
- 적정 용량은 부작용 없이 통증이 조절되는 용량이며, 환자별로 필요한 적정 용량이 개별화되어야 합니다.
- 통증 강도의 어느 단계에서나 필요시 마약성 진통제로 통증을 조절할 수 있습니다.
- 신기능/간기능 저하, 만성 폐질환, 호흡기 합병증, 전신 쇠약 환자의 경우 용량 조절 시 주의가 필요합니다.
- 서방형 진통제를 주기적으로 투여하고, 돌발 통증 발생 시에 속효성 진통제를 투여합니다.
- 고용량의 진통제 필요시 복합 성분 마약성 진통제보다 단일 성분 마약성 진통제를 투여합니다.
- 마약성 진통제 용량을 충분히 증량해도 통증이 지속되거나 지속적인 부작용 발생 시 통증을 재평가하고 진통제 변경, 보조 진통제 투여, 중재적 통증 치료 등을 고려하게 됩니다.

마약성 진통제의 종류 및 선택

통증 강도, 현재 치료 중인 진통제, 동반 질환, 전신 상태를 고려하여 적절한 마약성 진통제를 선택합니다([표 6-1] 참조).

[표 6-1] 국내 시판 마약성 진통제

<table>
<tr><th>성분명</th><th>제형</th><th>비고</th></tr>
<tr><td>모르핀(Morphine)</td><td>경구 서방형/
속효성 주사제</td><td rowspan="5">신기능 저하 시 주의</td></tr>
<tr><td>옥시코돈(Oxycodone)</td><td>경구 서방형/
속효성 주사제</td></tr>
<tr><td>옥시코돈(Oxycodone)/
날록손(Naloxone) 복합</td><td>경구 서방형</td></tr>
<tr><td>하이드로모르폰(Hydromorphone)</td><td>경구 서방형/ 속효성</td></tr>
<tr><td>하이드로모르폰(Hydromorphone)/
아세트아미노펜(Acetaminophen) 복합</td><td>경구 속효성</td></tr>
<tr><td>펜타닐(Fentanyl)</td><td>경피 패치, 경점막
속효성, 주사제</td><td>경점막 제제: 최소 용량
제형으로 투여 시작하여
증량</td></tr>
<tr><td>코데인(Codeine)</td><td>경구 속효성</td><td>신기능 저하 시 주의
최대 240㎎/day</td></tr>
<tr><td>코데인(Codeine)/이부프로펜(Ibuprofen)/
아세트아미노펜(Acetaminophen) 복합</td><td>경구 속효성</td><td>신기능 저하 시 주의</td></tr>
<tr><td>트라마돌(Tramadol)</td><td>경구 서방형, 주사제</td><td rowspan="2">트라마돌 성분
최대 400㎎/day
TCA/SSRI 병합 투여 시 주의</td></tr>
<tr><td>트라마돌(Tramadol)/
아세트아미노펜(Acetaminophen) 복합</td><td>경구 서방형/ 속효성</td></tr>
<tr><td>부프레노르핀(Buprenorphine)</td><td>경피 패치</td><td>최대 20㎍/hr</td></tr>
</table>

마약성 진통제의 용량 적정

1. 마약성 진통제 투여력이 없는 환자의 경우 초기 용량은 경구 모르핀 5~15mg(혹은 동등 진통 용량의 다른 마약성 진통제)을, 마약성 진통제를 투여 중인 환자의 경우 이전 24시간 투여량의 10~20%를 속효성 제제로 투여합니다.

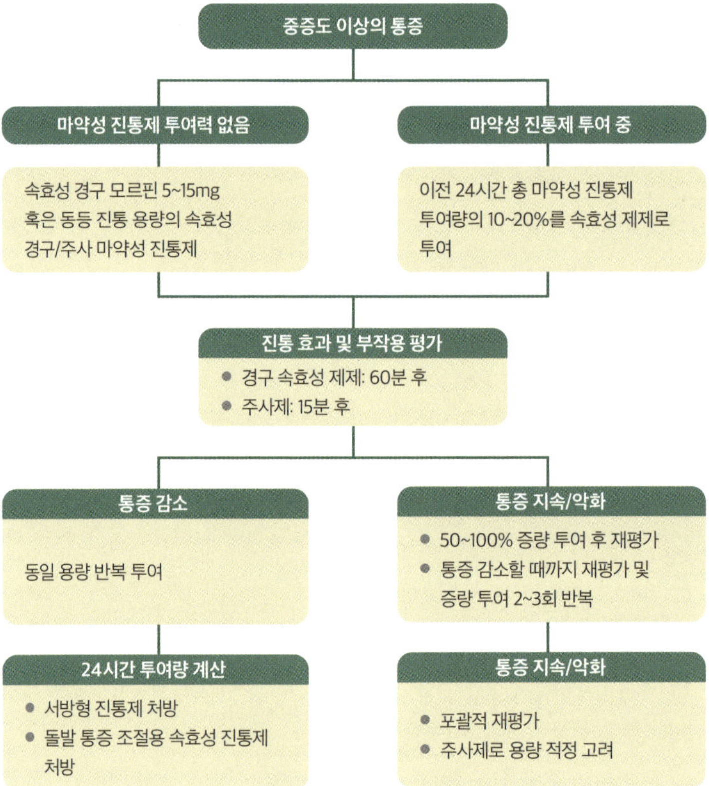

[그림 6-1] 마약성 진통제의 용량 적정

2. 경구 속효성 제제는 투여 60분, 주사제는 투여 15분 후 진통 효과와 부작용을 평가합니다.
3. 통증이 감소하면 동일 용량으로 필요시 반복 투여합니다.
4. 통증이 지속되거나 악화되는 경우 용량을 50~100% 증량하여 투여 후 재평가합니다. 통증이 감소할 때까지 2~3회 반복합니다.
5. 용량 증량을 반복해도 통증이 조절되지 않는 경우 통증을 포괄적으로 재평가하고 주사 마약성 진통제로 용량 적정 및 치료 계획 재검토를 의사와 상의하게 됩니다(보조 진통제 추가, 중재적 통증 치료, 마약성 진통제 전환 등).
6. 속효성 진통제로 안정적으로 통증이 조절되는 경우 이전 24시간 동안 투여한 마약성 진통제의 총량에 근거하여 지속성 진통제(속효성 진통제 24시간 요구량의 50%) 및 돌발 통증에 대비한 속효성 진통제를 처방받게 됩니다.
7. 통증이 NRS 3 이하이면서 지속적인 부작용 발생 시 진통제 용량을 10~25% 정도 감량 후 재평가받아야 합니다.

돌발 통증 관리

특정 상황에서 발생하는 통증은 통증을 유발하는 상황(예: 움직일 때)이 발생하기 전에 미리 속효성 진통제를 투약해야 합니다.

펜타닐 경점막 속효성 제제는 경구 모르핀으로 60㎎/일(혹은 동등 진통 용량의 다른 마약성 진통제) 이상의 용량으로 1주일 이상 투여한 환자의 돌발 통증 조절을 위해 투여합니다. 마약성 진통제를 처음 사용하는 환자에게는 사용하지 않습니다.

마약성 진통제 전환

통증이 적절하게 조절되지 않거나 지속적인 부작용 발생 시, 투여 경로 변경 필요시 다른 종류의 마약성 진통제로 변경을 고려해야 합니다.

1. 지난 24시간 동안 투여한 마약성 진통제 총량을 계산합니다.
2. 동등 진통 용량표를 이용해 변경하여 사용할 마약성 진통제 용량을 계산합니다([표 6-2]).

[표 6-2] 동등 진통 용량표

(단위:mg)

마약성 진통제	정맥·피하	경구	정맥·피하 : 경구
모르핀(Morphine)	10	30	1 : 3
옥시코돈(Oxycodone)	10	15~20	1 : 1.5~2
하이드로모르폰 (Hydromorphone)	1.5	7.5	1 : 5
하이드로코돈 (Hydrocodone)	-	30~45	-
코데인(Codeine)	-	200	-

3. 통증 조절이 잘되고 있는 경우: 새 약제의 용량은 처음 계산한 총 용량에서 25~50% 감량 투여합니다.
4. 통증 조절이 불충분한 경우: 새 약제의 용량은 처음 계산한 총

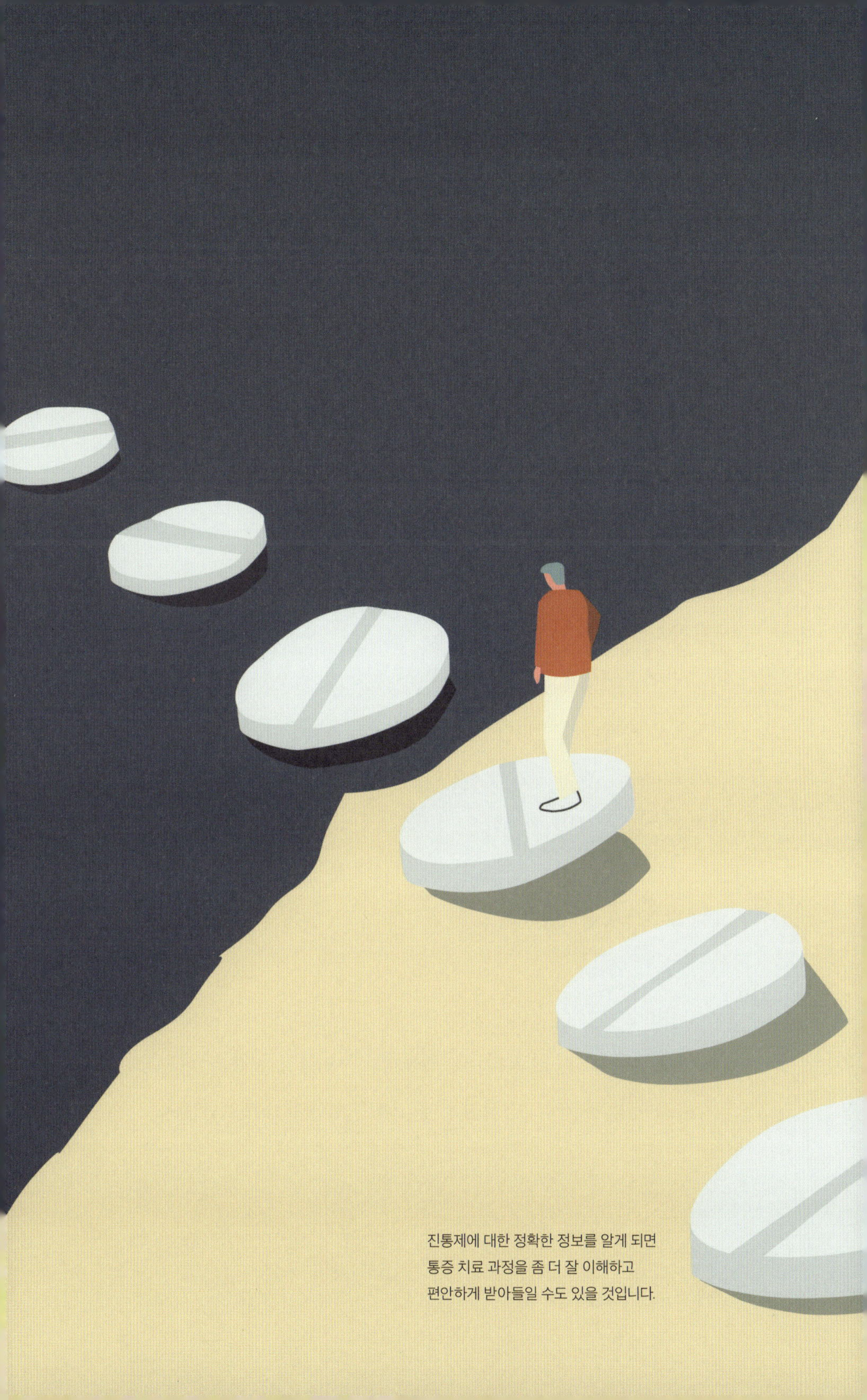

진통제에 대한 정확한 정보를 알게 되면
통증 치료 과정을 좀 더 잘 이해하고
편안하게 받아들일 수도 있을 것입니다.

용량의 100~120%로 투여합니다.

5. 새 약제 투여 시작 및 주의 깊게 용량 적정합니다.

중독 내성 신체적 의존 및 안전성 관리

마약성 진통제를 장기간 투여 시 내성 및 신체적 의존이 발생할 수 있으나, 중독과는 구분해야 합니다. 통증이 있는 환자에게 마약성 진통제를 투여하는 경우, 중독은 드뭅니다. 암성 통증 환자에게 마약성 진통제를 적절히 처방하는 한편, 오남용 예방을 위해 주기적인 평가 및 환자 교육이 필요합니다.

마약성 진통제 부작용 관리

마약성 진통제 부작용은 흔히 발생하므로, 미리 예상하고 적극적으로 관리해야 합니다. 변비를 제외한 대부분의 부작용은 시간이 지나면 내성이 생겨 호전됩니다. 부작용이 지속되면 용량 감량 혹은 마약성 진통제 전환을 고려해야 합니다.

환자, 환자의 가족 및 돌봄 제공자에게 부작용 관찰 및 관리에 대해 교육해야 합니다.

변비

- 내성이 생기지 않고 마약성 진통제를 투여하는 동안 지속되므로 예방 차원에서 자극성 하제 및 삼투성 하제를 투여합니다.

• 변비가 지속되는 경우

① 장폐색, 분변 매복 감별, ② 마약성 진통제 전환, ③ 위장관 운동 촉진제 추가를 고려합니다.

구역 / 구토

• 변비, 중추신경계 병변, 항암제, 방사선 치료, 고칼슘혈증 등 구토의 다른 원인이 있을 수 있습니다.
• 항구토제를 투여합니다. 이전에 마약성 진통제에 의한 구역/구토 병력이 있는 경우 예방적으로 항구토제를 투여합니다.

진정, 졸림

• 처음 마약성 진통제를 투여하거나 용량 증량 시 흔히 발생합니다.
• 증상이 2~3일 이상 지속되는 경우

① 중추신경계 병변, 약물, 고칼슘혈증, 탈수, 패혈증, 저산소증 등 진정, 졸림 증상의 다른 원인이 있을 수 있습니다.

② 정신자극제(Methylphenidate 등)를 투여할 수 있습니다.

섬망

• 고칼슘혈증, 중추신경계 전이, 약물 등 섬망의 다른 원인이 있을 수 있습니다.

- 증상 지속 시 항정신병약(Antipsychotics: haloperidol 등)을 투여할 수 있습니다.

호흡 억제

- 통증이 있는 경우에는 호흡 억제 발생이 드물며, 진통제의 용량을 급속히 증량하는 경우 발생할 수 있습니다.

비마약성 진통제

비마약성 진통제에는 비스테로이드 소염진통제(NSAIDs), 아세트아미노펜(Acetaminophen, Paracetamol) 등이 포함됩니다. 주로 약한 통증(NRS 1~3점) 조절을 위해 투여하되 모든 강도의 통증에 투여 가능합니다. 최대 투여량 이상으로 증량하는 경우, 진통 작용은 증가하지 않고 부작용만 증가하는 천장 효과가 있습니다. 서로 다른 종류의 NSAIDs 병합은 효과보다 부작용이 증가하여 권장하지 않습니다. 약제 선택 시 약제별 특성, 동반 질환, 약물 상호작용을 고려합니다. 다음과 같은 부작용이 있을 수 있습니다.

① NSAIDs 병용 시 항암 치료 부작용(혈소판감소증, 혈액응고장애, 신독성, 간독성, 심혈관계 부작용) 위험 증가

② Acetaminophen: 간독성

③ NSAIDs: 위장관 출혈, 간독성, 신독성, 심부전, 조혈기능장애

④ NSAIDs 궤양 예방: Misoprostol, Proton pump inhibitor, H2-blocker를 같이 처방하거나 COX2 차단제로 투여

보조 진통제

보조 진통제는 마약성 진통제로 조절하기 어려운 뼈 전이 통증, 신경병증 통증 등을 조절하기 위해 투여하는 약물로 비스포스포네이트, 항우울제, 항경련제, 케타민, 코르티코스테로이드 등이 포함됩니다.

뼈 전이 통증

비스포스포네이트

비스포스포네이트(Bisphosphonate)는 피로인산(Pyrophosphate) 유사체로 골 흡수를 방해하며 뼈 전이 통증을 완화하고 골절을 예방합니다. 신기능 저하 시 주의가 필요합니다.

부작용: 뼈 통증, 구역, 설사, 저마그네슘혈증, 발열, 몸살 증상.

[표 6-3] 비스포스포네이트

약제	용량
파미드로네이트(Pamidronate)	1회 90㎎ 4주마다 정주: 300~600㎎ 경구 투여
에티드로네이트(Etidronate)	시작 용량: 5~10㎎/㎏/day, 상용량: 10~20㎎/㎏/day
졸레드론산(Zoledronic acid)	1회 4㎎ 3~4주마다 정주

신경병증 통증

항우울제

마약성 진통제와 병용 시 진통 효과를 상승시킵니다. 수면장애, 불안장애, 우울증을 동반한 경우 유용합니다.

부작용: 마약성 진통제와 병용 시 중추신경계 부작용, 항콜린 작용에 의한 진정, 입 마름, 변비, 배뇨장애(심질환, 전립성비대증, 신경인성 방광, 치매, 협우각성 녹내장 동반 시 주의).

[표 6-4] 항우울제

약제	시작 용량	최대 용량
아미트리프틸린(Amitriptyline)	10~25㎎/day 취침 전	100㎎/day
노르트립틸린(Nortriptyline)	30~75㎎/day 하루 3회 분복	150㎎/day
둘록세틴(Duloxetine)	60㎎/day 아침 식후 30분	120㎎/day

항경련제

암성 신경병증통증에 마약성 진통제와 병합 투여합니다. 신기

[표 6-5] 항경련제

약제	용량 적정	최대 용량
가바펜틴(Gabapentin)	1일: 300㎎ qd 또는 100㎎ tid 2일: 300㎎ bid 또는 200㎎ tid 3일: 300㎎ tid	3600㎎/day
프레가발린(Pregabalin)	시작 용량: 75㎎ bid 3~7일: 150㎎ bid(진통 효과 및 내약성 고려)	600㎎/day
카르바마제핀(Carbamazepine)	200~400㎎/day	800㎎/day

능 저하 시 주의가 필요합니다. 카르바마제핀은 백혈구 감소증이 발생할 수 있으므로 정기적인 혈액검사 필요합니다.

부작용: 중추신경계 부작용(두통, 졸림, 어지러움)이 흔하여 저용량으로 시작하여 점차 증량합니다.

케타민

케타민(Ketamine)은 마약성 진통제가 효과가 없는 통증 및 암성 신경병증통증에 투여할 수 있습니다.

용량: 0.1~0.2㎎/kg IV로 시작하여 적정합니다.

부작용: 악몽, 환각, 섬망, 혈압 상승, 맥박 증가, 안구진탕, 구역, 구토, 침분비 과다.

국소 진통제

- **리도카인(Lidocaine) 패치 5%:** 신경병증 통증 부위에 적용할 수 있습니다.
- **캡사이신(Capsaicin) 크림/패치:** 국소 신경병증 통증 부위에 적용할 수 있습니다.
- **NSAIDs 겔/패치**

코르티코스테로이드

코르티코스테로이드(Corticosteroid)는 종양 및 신경 주위 부종

감소 효과가 있습니다. 뇌압 상승, 척수 신경 압박, 전이성 뼈 통증, 신경 침범에 의한 통증 완화를 위해 투여할 수 있습니다. 염증에 의한 통증, 장폐쇄 증상을 완화합니다.

위장관 부작용 예방을 위해 미소프로스톨(Misoprostol), 프로톤 펌프 억제제(Proton Pump Inhibitor)를 병용합니다.

장기 투여 시 부작용을 주의해야 합니다.

참고문헌

1. 국립암센터. 2018 암성 통증관리지침 권고안 6판.

2. Deandrea S, Montanari M, Moja L, Apolone G. Prevalence of undertreatment in cancer pain. A review of published literature. Annals of oncology. 2008; 19(12): 1985-91.

3. Hong SH, Roh SY, Kim SY, Shin SW, Kim CS, Choi JH, et al. Change in cancer pain management in Korea between 2001 and 2006: results of two nationwide surveys. Journal of pain and symptom management. 2011; 41(1): 93-103.

암 진통제와 내성

: 진통제를 안전하게, 효과적으로 복용하려면 어떻게 해야 하나요?

남궁기 세브란스병원 정신건강의학과 교수
정영철 세브란스병원 정신건강의학과 교수

통증을 피하고 싶은 것은 인간의 본능입니다. 특히 심한 통증으로 과거에 고생했거나 통증에 대한 불안감이 많은 사람일수록 조금이라도 통증이 느껴지면 얼른 진통제를 찾아 복용하고 싶은 마음이 생길 수밖에 없겠지요. 다행히 이런 통증을 줄여줄 수 있는 다양한 진통제들을 의사로부터 처방받을 수 있습니다. 그중에서 아편유사제 진통제는 강력한 진통 효과가 있습니다. 그렇지만 아편유사제 진통제를 오래 복용할 때는 반드시 주의가 필요합니다. 처음에 효과가 좋았던 진통제라도 습관적으로 장기 복용하면 내성(tolerance)이 생기고 진통 효과가 약해질 수 있기 때문입니다. 이번 장에서는 아편유사제 진통제는 내성이 어떻게 생기는지와 중독성이 있는 아편유사제 진통제를 안전하게 복용하는 방법에 대해서 알아보겠습니다.

모든 진통제들에서 내성이 생기나요?

진통제는 크게 '마약성 진통제'와 '비마약성 진통제'로 구분합니다. 이 중에서 마약성 진통제는 천연 아편 추출물로 만들거나, 아편과 유사한 구조로 합성한 아편유사제(opioid)들입니다. 아편유사제 진통제는 빠르면 한 달만 복용해도 내성이 생길 수 있습니다. 따라서 진통제를 처음 복용할 때는 가능하면 아세트아미노펜(예: 타이레놀)이나 비스테로이드성 소염진통제(NSAID)와 같은 '비마약성 진통제'부터 복용하는 것이 좋습니다.

세계보건기구(WHO)는 3단계에 따라 진통제를 복용하도록 권장합니다. 1단계 경한 통증에는 비마약성 진통제를 우선 복용하고, 그래도 통증이 계속될 때는 2단계로 약한 마약성 진통제를 추가하고, 심한 통증에는 3단계로 강한 마약성 진통제를 복용하는 것입니다. 암으로 인한 통증(cancer pain) 또는 통증이 심한 경우에는 1단계를 건너뛰어 2단계부터 바로 시작할 수 있습니다.

[잠깐] 지금 복용하고 있는 진통제가 비마약성 진통제인지 마약성 진통제인지 정확하게 알고 있나요? 만약 정확하게 모른다면, 의사에게 어떤 진통제를 복용하고 있는지 구체적으로 물어보세요.

아편유사제 진통제들은 왜 내성이 생기나요?

아편유사제는 매우 강력하고 효과적인 진통제입니다. 아편유사제 진통제들은 우리 뇌에서 통증 관련 신경전달물질을 억제함으로써 강력한 진통 효과를 냅니다. 아편유사제는 동시에 보상회로에 작용해서 행복감(euphoria)을 느끼도록 하는 독특한 효과도 있습니다. 그러나 아쉽게도 아편유사제의 진통 효과와 행복감은 오래 지속되지 않습니다. 통증이 만성적으로 지속되면 아편유사제 진통제도 장기간 복용해야 하는 경우가 생기는데, 이렇게 장기간 복용하다 보면 우리 뇌에 있는 아편유사제의 수용체에서 변화가 일어나 강력했던 진통 효과와 행복감이 점점 약해집니다. 이것이 바로 내성입니다.

술을 처음 마셨을 때는 소주 한 잔만 마셔도 취하던 사람이 시간이 흐르면서 소주 한두 병을 거뜬히 마시는 경우를 주변에서 볼 수 있지요. 이렇게 주량이 늘어나는 이유는 간에서 알코올을 분해하는 효소의 능력이 증가하기 때문인데, 이처럼 음주량이 늘어나면 이에 대한 반작용으로 알코올이 유발하는 즐거움(흔히 '취기'라고 말하는 느낌)을 느끼는 뇌의 수용체는 내성이 생깁니다. 내성이 생기면 소주 한두 병을 마셔도 알코올이 유발하는 즐거움을 예전처럼 느끼지 못하고, 계속 술자리를 이어 가게 됩니다. 시간이 흐를수록 즐거움을 느끼는 데 필요한 음주량은 점점 늘어나게 되고, 나중에는 소주 네다섯 병을 마셔도 여전히 채워지지 않는 "밑 빠진 독에 물을 붓는" 상태가 되곤 합니다.

아편유사제 진통제에서 내성이 생기는 과정은 술과 비슷합니다. 처음 복용했을 때는 진통 효과가 너무나도 좋았지만, 만성적으로 아편유사제 진통제를 장기간 복용하다 보니 어느 순간부터 효과가 이전보다 약해졌다는 느낌이 들기 시작합니다. 불안해진 환자는 의사가 처방한 용량보다 더 자주 더 많이 복용하게 되죠. 바로 내성이 생긴 것입니다. 내성이 생기면 원하는 진통 효과를 얻기 위해서 점점 많은 용량을 복용해야 합니다. 처음에는 한 알만 먹어도 가라앉던 통증이 나중에는 2알, 3알, 4알을 먹어도 가라앉지 않습니다.

아편유사제에 대한 내성은 진통제에 따라 조금씩 다르고 개인차가 있는데, 빠르면 아편유사제를 한 달 동안 지속적으로 복용했을 때 진통 효과가 조금씩 약해지는 것을 느끼기도 합니다. 내성이 생기는 것을 최소화하려면 처음부터 필요 이상으로 고용량을 복용하지 않도록 조심해야 합니다. 또 복용한 이후에는 정기적으로 통증을 평가하면서 아편유사제를 적절한 용량으로 조절해야 합니다.

[잠깐] 진통제를 처음 복용하기 시작했을 때의 용량과 지금 처방받는 용량을 비교해 봅시다. 만약 마약성 진통제의 용량이 계속 증가하고 있다면, 혹시 이미 내성이 생간 것은 아닌지 의사와 상담해 보세요.

아편유사제 진통제를 먹지 않으면 바로 통증이 심해지는데, 어떻게 해야 하나요?

아편유사제 진통제를 먹지 않아 바로 통증이 심해진 경우, 당연히 진통제를 억지로 끊어서는 안 됩니다. 하지만 진통제를 오래 복용했던 사람이라면 혹시 금단(withdrawal)일 가능성도 있으므로 의사의 평가를 받아야 합니다. 그렇다면 금단이란 무엇일까요?

약을 오랫동안 복용하면 이에 대한 반작용으로 우리 뇌에서는 조금씩 변화가 일어나는데, 이를 약리학적으로 "의존(dependence)"되었다고 합니다. 의존의 대표적인 증상이 우리가 앞에서 이야기했던 내성입니다. 진통 효과를 만족스럽게 느끼기 위해서 아편유사제 진통제의 용량이 2배, 3배, 4배 늘어나고 내성이 있다면, 우리는 이미 약에 의존 상태가 된 것입니다.

의존의 또 다른 증상으로는 금단이 있습니다. 금단은 오래 복용하던 아편유사제 진통제를 갑자기 끊거나 용량을 줄였을 때 나타나는데, 불안하고 불쾌한 기분, 불면, 하품, 근육통, 오심(속이 메스껍고 토할 것 같은 느낌), 구토, 눈물, 콧물, 설사, 발열, 입모(팔의 털이 곤두서고 닭살 돋는 느낌) 등이 나타날 수 있습니다.

아편유사제를 끊었는데 이러한 불쾌한 증상들이 나타난다면 환자 입장에서는 이것을 원래부터 있었던 통증 증상이 도로 악화되는 것으로 착각할 수 있습니다. 따라서 진통제의 용량을 조절할 때마다 통증의 양상과 강도를 정확하게 평가하는 것이 중요하며, 통증 외에 다른 증상들에 대한 모니터링이 필요합니다(원래 앓았던 양상의 통증이 정말 심해지는 것인지, 혹은 비특이적인 근육통과 함께 불안, 오심, 설사, 입모가 생기는 것인지).

금단 증상은 오래 지속되지는 않습니다. 속효성 진통제는 7~10일 정도 지나면 상당 부분 좋아집니다. 금단 증상을 최소화하기 위해서는 일반적으로 장기간 복용했던 아편유사제를 감량할 때 갑자기 끊지 않고 단계적으로 감량합니다. 특히 속효성(short acting) 제제를 오래 복용했던 경우라면 지속성(long acting) 제제로 바꾼 후에 서서히 감량하는 것이 좋습니다.

[잠깐] 진통제를 복용하다가 이제는 좋아졌다고 생각해서 용량을 줄이자마자 근육통과 불쾌감이 갑자기 심해졌던 경험이 혹시 있었나요? 그것이 원래 앓았던 통증이 도로 심해졌던 것이었을까요? 혹시 금단 증상은 아니었을까요? 만약 진통제 용량을 줄이자마자 다음 중에서 세 가지 이상의 증상이 나타나면 금단일 가능성이 높습니다.

- □ 불쾌감, 불면
- □ 오심(속이 메스껍고 토할 것 같은 느낌), 구토
- □ 근육통
- □ 눈물 흘림, 콧물 흘림
- □ 설사
- □ 입모(팔의 털이 곤두서고 닭살 돋는 느낌)
- □ 하품
- □ 발열

내성과 금단이 있든 없든 진통제를 평소처럼 그대로 복용하면 안 되나요?

적절한 의학적 치료를 위해서 처방받은 아편유사제를 의사가 지시한 대로 복용해도 내성과 금단은 생길 수 있습니다. 이는 환자의 잘못도 의사의 잘못도 아니고, 아편유사제의 특성 때문에 나타나는 것입니다. 문제는 일부 환자가 통증에 대한 불안감 때문에 의사의 복약지도를 따르지 않고 아편유사제를 자기 임의로 복용하는 경우에 발생합니다. 이처럼 환자가 아편유사제를 오남용하는 것을 아편유사제 사용장애(opioid use disorder)라고 합니다.

탄수화물을 맛있게 먹고 나면 포만감과 함께 행복감(euphoria)을 느끼게 됩니다. 먹는 사람 입장에서는 포만감을 느끼기 때문에 마음이 편안해진다고 생각하겠지만, 탄수화물은 포만감이라는 감각과는 별개로 행복감을 유발합니다. 그러다 보니, 어떤 경우에는 이미 배가 불렀는데도 불구하고 계속해서 먹는 경우가 생깁니다. 배가 고파서 먹는 것이 아니라, 탄수화물이 주는 행복감을 통해 스트레스를 풀려고 먹다 보니 폭식을 하는 것이지요. 폭식이 반복되면 습관처럼 굳어져 버리고, 나중에는 배가 고프든 안 고프든 상관없이 스트레스가 있으면 무조건 폭식으로 풀게 됩니다.

아편유사제는 탄수화물보다 훨씬 더 강한 행복감을 유발합니다. 여기에는 통증이 가라앉으면서 느끼는 편안함도 있지만, 이와 별개로 아편유사제는 행복감을 유발할 수 있습니다. 문제는 그 행복감이 오래 유지되지 않는다는 것입니다.

[잠깐] 통증이 아직 심한 것은 아닌데, 통증이 심해질까 봐 불안해서 미리 진통제를 복용했던 경험이 있었나요? 아편유사제 진통제를 이럴 때마다 자꾸 복용하면 결국 오남용으로 이어지게 됩니다. '실제로 통증이 심한 상태'와 '통증이 심해질까 봐 미리 걱정하는 상태'를 정확하게 구분해야 아편유사제 진통제 오남용을 줄일 수 있습니다.

이미 내성과 금단이 생겼다면, 어떻게 해야 하나요?

만약 내성과 금단이 이미 생겼다고 판단되면, 주치의와 상의해서 정신건강의학과 진료를 받는 것이 좋습니다. 많은 암이 조기에 발견되고 치료가 발달함에 따라 암은 더 이상 불치의 병이 아니라 지속적인 치료와 관리가 필요한 만성질환으로 바뀌어 가고 있습니다. 특히, 삶의 질에 대한 관심이 높아지면서 통증 조절은 아주 중요한 영역이 되었습니다. 자연스럽게 진통제 처방이 늘어나고 있는데, 이와 함께 아편유사제 진통제를 오남용하는 사용장애도 함께 많아지고 있습니다. 따라서 내성과 금단이 생겼다면 정신건강의학과의 전문적인 도움을 받을 필요가 있습니다.

항암 치료를 받는 과정은 누구에게나 힘듭니다. 그 과정에서 통증과 불안은 악순환을 돌기 쉽습니다. 통증이 조금 심해지면 혹시 병이 악화되지 않았나 불안해지고, 자꾸 불안해하면 통증이 더

진통제를 처음 복용할 때부터
의사의 처방대로 복용하는 것이
중요합니다. 그렇지 않으면
호미로 막을 수 있었던 것을
가래로도 막을 수 없게 됩니다.

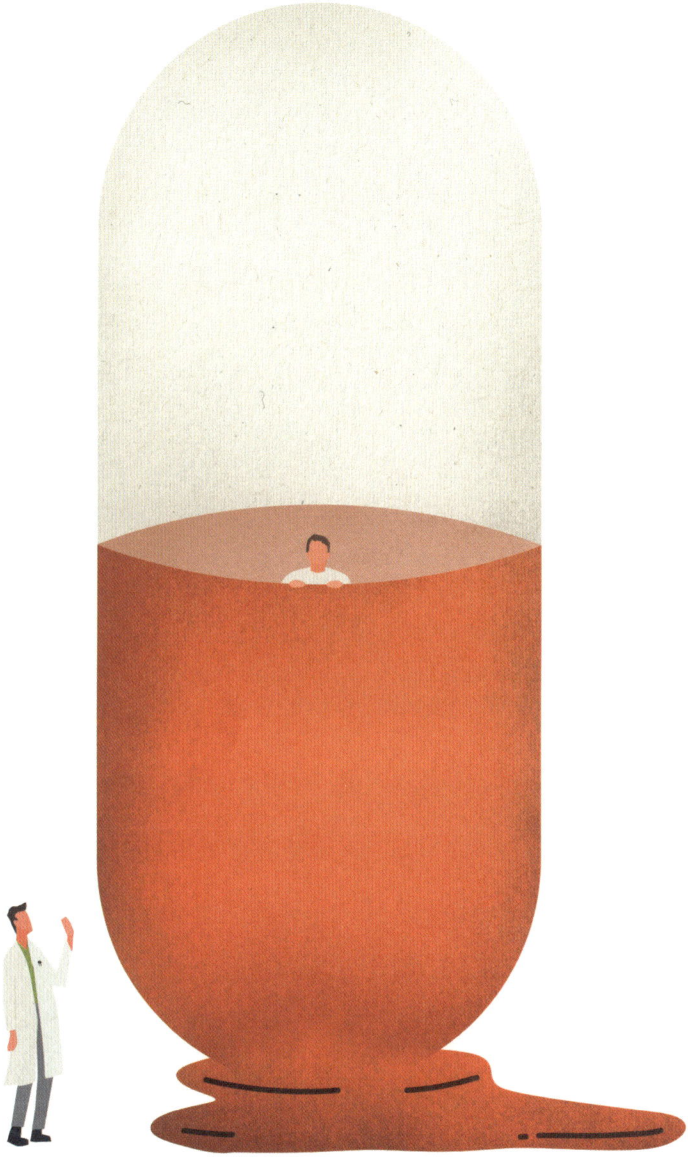

크게 느껴지는 악순환. 이 악순환의 고리를 아편유사제가 잘 끊어 줄 수 있습니다.

문제는 내성입니다. 처음에는 효과가 좋았던 진통제도 내성이 생기면 점점 더 많은 용량을 점점 더 자주 복용하게 됩니다. 진통 효과가 약해지면 불안감이 더 심해져서 그다음에는 마약 성분이 더 강한 진통제를 찾게 되는 것이죠. 마약 성분이 강할수록 진통 효과도 크지만 내성과 금단이 생길 위험도 더 커집니다. 진통제를 처음 복용할 때부터 의사의 처방대로 복용하는 것이 중요합니다. 그렇지 않으면 호미로 막을 수 있었던 것을 나중에는 가래로도 막을 수 없게 됩니다.

통증과 감정은 어떤 관계인가요?

통증과 감정은 서로 긴밀히 연결되어 있습니다. 항암 치료를 받는 동안 대부분의 환자는 불안하고 우울한 감정들을 경험합니다. 이런 부정적인 감정들은 통증에도 영향을 미치기 때문에 잘 다스려야 합니다. 그냥 혼자 속으로 삭이는 것은 위험합니다.

나의 생각이 자꾸 비관적인 방향으로 흘러가고 있지는 않은지 가족이나 가까운 지인에게 내 생각과 감정을 털어놓고, 우울과 불안이 심하다고 판단되면 정신건강의학과에서 상담을 받아 봅시다.

정신건강의학과 상담은 단순히 따뜻한 위로를 받기 위한 것이

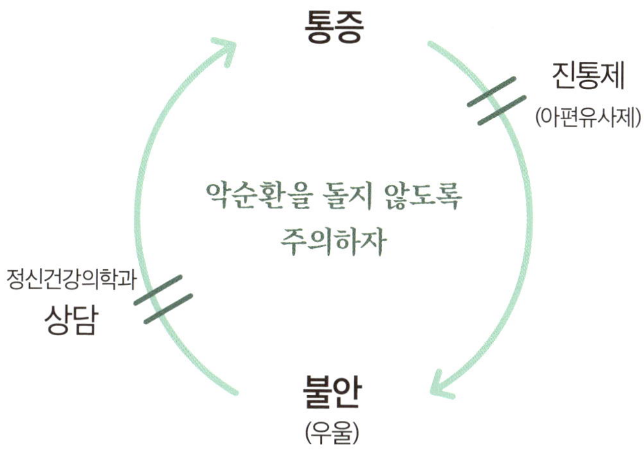

아닙니다. 상담을 받는 이유는 나의 상태를 객관적으로 바라보고 수용하는 힘을 기를 수 있기 때문입니다. 내 생각과 감정을 구체적인 말로 표현하다 보면 꼬리에 꼬리를 물었던 과도한 걱정들이 바로잡히고, 기복이 많았던 마음이 한결 편해집니다.

불안하고 우울한 감정들에 휩싸이지 않고 잘 관리하는 것이야말로 진통제에 과도하게 의존하지 않고 통증을 관리하는 가장 중요한 방법입니다. 상담을 통해서 필요하다고 판단되면 불안이나 우울에 대한 별도의 정신건강의학과 약물 치료를 병행할 수도 있습니다.

암과 술, 담배

: 대표적 발암물질인 술과 담배는 어떻게 해야 하나요?

이덕종 용인세브란스병원 정신건강의학과 교수

우리 주변에서 너무나도 흔하게 접하게 되는 술과 담배. 술과 담배는 세계보건기구(WHO) 산하 국제암연구소가 지정한 1급 발암물질입니다. 흔히 술은 간 건강에 좋지 않고, 담배는 폐 건강에 좋지 않다는 식으로 단편적으로 인식하는 경우가 많은데, 실제로 술과 담배는 어떤 특정 암에 국한되지 않고 거의 모든 종류의 암의 발생 위험성을 높입니다.

술과 담배, 암에 얼마나 해로울까요?

술에 대해서 먼저 살펴보면, 2015년에 발표된 논문에 따르면 술을 많이 마시는 사람은 그렇지 않은 사람에 비해 구강인두암의 위험성이 무려 5.13배 높아진다고 합니다. 간암의 위험성은 2.07배, 담낭암은 2.64배, 유방암은 1.61배, 위암은 1.21배, 췌장암은 1.19배 위험성이 높아집니다.

담배는 어떨까요? 2008년에 발표된 논문에 따르면 현재 담배를 피우는 사람은 그렇지 않은 사람에 비해 폐암의 위험성이 무려 8.96배 높아지고, 인두암은 6.76배, 구강암은 3.43배 위험성이 높아집니다. 간암은 1.56배, 위암은 1.64배, 췌장암은 1.7배 위험성이 높아집니다.

술과 담배를 사용했던 패턴이 건강하지 않고, 사용량이 많은 경우에는 암의 위험성이 더욱 높아지며, 술과 담배를 함께 사용한 경우에는 암의 발생 위험에 끼치는 영향이 더욱 커집니다. 술을 과량으로 마시지 않는 사람도 아예 술을 마시지 않는 사람보다, 이전에 담배를 피우다 끊은 사람도 아예 담배를 피워 보지 않은 사람보다 암에 끼치는 위험성이 더 크다고 알려져 있습니다. 즉, '나는 술과 담배를 많이 하는 것은 아니니까 괜찮다'라는 생각은 적어도 암과 관련한 건강 문제에서는 잘못된 것입니다.

암의 위험성을 낮추기 위해서는 술과 담배를 최대한 가까이하지 않는 것이 제일 좋고, 조금이라도 빨리 단주와 금연을 하는 것이 최고의 선택입니다.

술과 담배가 암의 발생 위험률을 높일 뿐 아니라 암의 치료 과

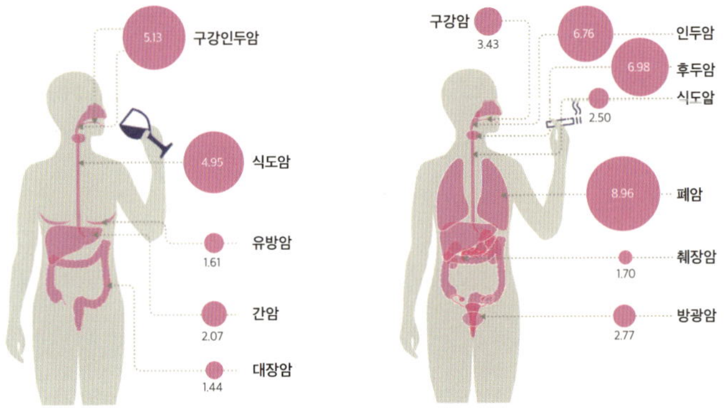

[그림 8-1] 음주와 흡연으로 인한 암 발생 위험률 증가
[adapted from pictures by Cancer Research UK]

정과 예후에도 중대한 영향을 끼친다는 것에 주목해야 합니다.

술과 담배를 끊은 경우와 끊지 못한 경우

암 진단을 받았을 때 술과 담배를 끊은 경우와 그렇지 못한 경우를 비교한 여러 연구를 종합해 보면, 암 진단을 받았을 때 '이미 늦었다'고 생각하지 말고 술과 담배를 중단하는 것이 암의 치유에 중요한 갈림길이 된다는 것을 알 수 있습니다.

술과 담배를 지속적으로 복용하면 항암제를 비롯한 항암 치료의 효과를 떨어뜨립니다. 암을 진단받고 술과 담배를 중단한 사람은, 그렇지 않은 사람에 비해 암의 치료 효과, 생존율이 높았으며, 암이 재발할 확률이 낮았고, 더 높은 삶의 질을 보였습니다. 의학의 발전으로 암의 새로운 치료법들이 개발되고, 암 환자의 생존율이 높아지고 있다는 점을 고려하면, 암의 치료 과정에서 단주와 금연의 필요성은 앞으로도 점점 커질 것입니다.

술과 담배, 왜 끊기 어려울까요?

우리 모두 술과 담배가 몸에 해롭다는 것을 잘 알고 있습니다. 그럼에도 불구하고 술과 담배를 쉽게 끊지 못하는 것은, 술과 담배가 마약과 마찬가지로 일종의 중독성 물질이기 때문입니다. 중독성 물질의 반복적인 사용은 우리의 뇌를 '중독된 뇌'로 변화시키고 우리 몸의 신경계를 손상시킵니다.

중독성 물질은 뇌에서 행동에 대한 만족감과 행동을 취하도록 하는 동기를 관장하는 '보상 회로'의 변화를 유발합니다. 변화된 보상 회로는 중독성 물질에 대한 반복적인 사용만을 끊임없이 추구하게 만듭니다. 처음에는 중독성 물질 사용으로 인한 긴장 완화 등의 긍정적인 효과가 중독성 물질을 사용하도록 이끌게 되지만, 중독이 진행되게 되면 중독성 물질의 실제적인 긍정적인 효과는 점차 사라지고 맙니다. 대신에 중독성 물질을 사용하지 않으면 겪게 되는 괴로움이 점차 커져서, 어쩔 수 없이 중독성 물질 사용이 반복되는 것입니다.

또한 중독성 물질은 우리 뇌의 일종의 컨트롤 타워를 직접적으로 병들게 합니다. 뇌의 앞쪽 영역인 '전전두엽'은, 우리가 취한 행동으로 인한 결과가 나에게 유리한지 해로운지를 평가하고 이 평가 결과에 따라서 행동을 수정하고 조절해 갈 수 있도록 합니다. 술과 담배는 이 전전두엽의 기능을 점차 저하시키기 때문에, 건강과 생활에서 어려움이 가중됨에도 불구하고 술과 담배 사용을 조절하기 힘들어지는 것입니다.

술과 담배에 중독된 뇌를 치료하기 위해서는?

술과 담배 같은 중독성 물질의 사용으로 우리의 뇌가 '중독된 뇌'로 바뀌게 되면, 몇 가지 중독의 핵심적인 증상을 겪게 됩니다. 먼저, 중독성 물질은 같은 양을 사용했을 때 얻는 만족이 점차 줄어들어 점차 더 많은 양을 필요로 하게 되는 '내성'이 있습니다. 내성으로 인해 술과 담배의 사용량과 사용 빈도가 점차 늘어나고 조절하기 어려운 상황에 쉽게 놓이게 됩니다.

게다가 중독성 물질을 사용하다가 사용량이 줄어들거나 중단하게 되면, 여러 가지 신체적·정신적인 불편을 경험하게 되는데 이를 '금단'이라고 합니다. 금단 증상은 다시 그 중독성 물질을 사용하면 사라지기 때문에, 결국 금단 증상은 다시 그 중독성 물질을 사용하게 만들고 맙니다.

술을 마시다 중단했을 때 경험하는 금단 증상에는 손 떨림, 식은땀, 불면, 긴장 등이 있는데, 심한 경우에는 환각, 발작, 혼동을

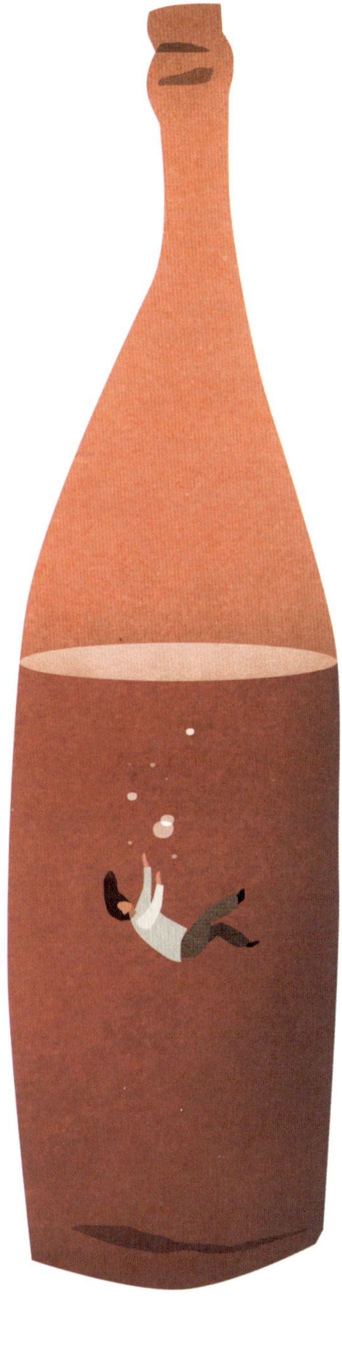

술과 담배는 뇌를 '중독된 뇌'로 변화시킵니다. '내가 원할 때는 언제든지 나의 의지로 술과 담배를 끊거나 조절할 수 있다'라는 착각에서 벗어나야 합니다.

경험하기도 합니다.

담배를 피우다 중단했을 때 경험하는 금단 증상에는 두통, 메스꺼움, 불안·초조, 근육통 등이 있습니다.

급성 금단 증상은 술과 담배를 끊은 지 3일 후쯤에 가장 심하고, 1주일가량 지속됩니다. 일부 금단 증상은 그보다 더 장기간 지속됩니다.

정리하자면, 술과 담배는 우리의 뇌를 '중독된 뇌'로 변화시키기 때문에 끊기 어려운 것입니다. 술과 담배에 대한 의존이 이미 상당히 진행된 상태에서는, 개인의 의지로 술과 담배를 끊는 것은 불가능합니다. '내가 원할 때는 언제든지 나의 의지로 술과 담배를 끊

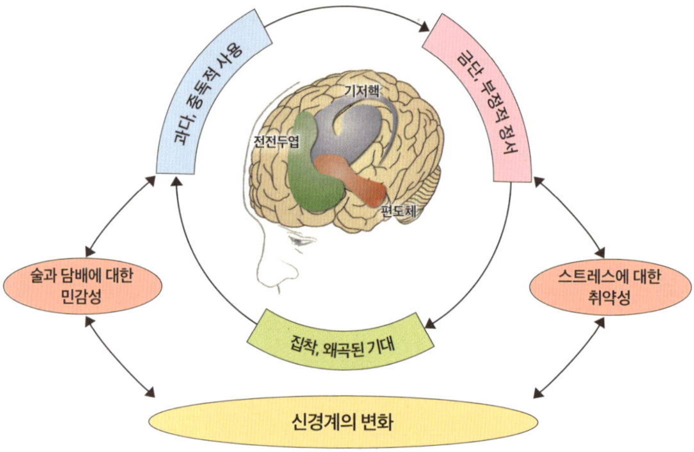

[그림 8-2] 중독된 뇌의 신경생물학적인 모델
[adapted from The Lancet Psychiatry vol 3, pages 760-773, 2016]

거나 조절할 수 있다'라는 착각에서 벗어나야 합니다.

술과 담배에 중독된 뇌를 치료하기 위해서는 생물학적인 치료를 포함한 의학적 치료가 필요합니다. 술과 담배를 지속적으로 사용하게 만드는 여러 가지 심리적인 이유를 찾아내 이를 교정하고, 술과 담배를 갈망하는 마음이 들 때 적절하게 행동적인 대처를 할 수 있게 '인지행동치료'를 하는 것도 도움이 됩니다.

술과 담배의 중독적 사용과 함께 찾아오기 마련인 우울, 불안 등의 정서적인 어려움을 탐색하여 함께 치료해야 하는 경우도 있습니다.

암과 마주했을 때, 술과 담배를 대하는 내 마음을 살펴봅시다

암을 진단받았을 때 환자와 보호자는 커다란 마음의 충격을 받습니다. 이후에는 점차 심리적인 적응 과정을 거치게 되는데, 이러한 과정 중에 '도대체 왜 암이 발생하게 되었는지' 그 이유에 대한 탐색이 이루어집니다.

많은 사람이 술과 담배가 암의 위험 요인임을 알고 있기에 환자는 지난 시간 계속해 왔던 술과 담배를 떠올리며 후회와 죄책감을 느낍니다. 보호자는 술과 담배를 끊지 못했던 환자에 대해 비난과 원망을 쏟아내기도 하죠. 사실 이것은 새롭게 생긴 마음이 아니라, 그동안 애써 외면해 왔던 불편한 마음이 암의 진단이라는 중대한 건강 사건을 마주하게 되면서 한꺼번에 터져 나오는 것입니다.

의학의 발달로 암 환자의 생존율이 크게 올라갔고, 치료 후에 재발하지 않은 채로 장기간 지속되어 사실상 완치 단계에 이르는 경우도 점점 증가하고 있습니다. 이제 암의 진단이 바로 시한부 판정이라는 공식은 잘 적용되지 않게 되었습니다.

암을 진단받은 후 어떻게 치료하고, 어떻게 생활관리를 하는지가 암 극복과 삶의 질 향상에서 점점 더 중요해지고 있습니다. 암의 진단이 결코 삶의 끝을 의미하는 것이 아니며, 이를 건강한 생활습관으로 전환하기 위한 계기로 삼아야 한다는 것입니다.

그동안 하루하루의 삶을 열심히 치열하게 살아가느라, 당장 중요해 보이는 삶의 목표들을 이행하느라, 건강한 삶을 위한 노력은 우선순위에서 저만큼 뒤로 밀려 있었을 수도 있을 겁니다. 하루의 스트레스를 이겨 내기 위해 술과 담배 정도는 나 자신에게 허용해 줘도 괜찮다고 합리화해 왔을 수도 있을 테고요. 건강관리를 제대로 못 한 지난 시간, 혹은 술과 담배를 끊지 못했던 가족에 대한 속상한 마음이 들지 않을 수는 없겠지만, 너무 지나치게 이러한 후회에만 매몰되어서는 안 됩니다.

암과 마주했을 때, 자신의 건강에 대한 책임을 더 이상 회피하지 말고 이제라도 책임지는 자세가 중요합니다. 유한한 삶이니만큼 누구나 인생의 어느 시점에는 자신의 건강에 대해서 심각하게 고민하게 되는 순간이 옵니다. 그 순간에 자신의 건강에 대한 책임을 받아들이고, 변화를 시작해야 합니다. 술과 담배를 끊는 것은 그 변화의 시작입니다.

술과 담배가 나에게 주는 긍정적인 효과들(스트레스, 긴장 완화 등)을 갑자기 놓아 버릴 수 있을까요? 이런 생각이 든다면 중독적인 물질인 술과 담배의 특성을 이해하면 도움이 될 것입니다. 처음에는 술과 담배의 긍정적인 효과들이 좋았다고 하더라도, 시간이 지날수록 긍정적이라고 여겼던 효과는 사라지고, 그저 중독된 몸이 술과 담배를 원하는 상태가 되어서 지속적으로 사용한 게 아닌가요? 일종의 허상만을 좇으며 반복하는 상태가 된 것입니다.

그렇지만 우리는 새로운 학습을 하고, 새로운 상태로 변화할 힘을 지니고 있습니다. 또 삶에 닥쳐온 충격을 극복할 수 있는 회복탄력성이 있습니다. 실제로 우리가 술과 담배가 필요해서 사용하는 게 아니고, 중독되어서 그저 반복하고 있다는 것을 자각하고, 변화를 시도해 봅시다.

암의 진단 이후 새로운 삶을 살게 되었다는 사람들이 많습니다. 암을 진단받고 더 중요한 삶의 가치를 추구하면서 삶을 변화시킬 수 있는 내면의 힘을 찾게 되었다고 수많은 사람이 증언합니다. 혼자 힘으로 어렵다면, 주저하지 말고 의료진과 술, 담배 사용 문제에 대해서 상의해 보세요. 중독을 올바르게 평가하고 치료할 수 있도록 가이드를 제공받을 수 있을 것입니다.

알코올 중독 평가하기

저위험 음주량에 대한 기준은 제시한 기관에 따라 다양합니다. 세계보건기구(WHO)는 알코올을 남성은 1일 40g, 여성 및 65세 이상은 1일 20g 이하로 섭취할 것을 권고합니다. 알코올 40g은 소주 약 3.5잔, 캔맥주 약 3캔 정도를 의미합니다. 여성은 체지방, 체내수분량, 알코올 분해효소의 양이 남성과 다르기 때문에 남성보다 더 적은 알코올 섭취량을 권고하는 것입니다. 또한 1주일에 2회 이상은 음주하지 말 것을 권고합니다.

알코올 음주량과 더불어서, 알코올 중독의 정도를 평가할 수 있는 여러 가지 척도가 사용되고 있습니다.

대표적으로 10문항으로 구성된 '알코올 사용장애 진단 검사(AUDIT)'가 있습니다. 또한 네 가지 질문, 즉 스스로 술을 끊어야 하겠다고 생각한 적이 있는지(cut-down), 음주에 대한 비난 때문에 괴로운 적이 있는지(Annoyed), 음주에 대한 죄의식을 느낀 적이 있는지(Guilt), 초조함이나 숙취를 제거하기 위해 아침에 기상하자마자 술을 마신 적이 있는지(eye-opener)를 묻는 'CAGE 척도'도 문제 음주의 선별에 자주 사용됩니다. 네 가지 질문 중 하나라도 해당이 되면 문제적 음주이며, 두 가지 이상 해당이 되면 알코올 중독일 가능성이 높습니다.

중요한 것은, 적정한 알코올 사용의 기준은 실제로는 모든 이에

알코올 사용장애 DSM-5 진단 기준

임상적으로 현저한 손상이나 고통을 일으키는 문제적 알코올 사용 양상이 지난 12개월 사이에 다음의 항목 중 최소한 2개 이상으로 나타난다.

1. 알코올을 종종 의도했던 것보다 많은 양, 혹은 오랜 기간 동안 섭취
2. 알코올 섭취량을 줄이거나 조절하려는 지속적인 욕구가 있음, 혹은 섭취를 줄이거나 조절하려고 노력하지만 실패한 경험들이 있음
3. 알코올을 구하거나, 섭취하거나 그 효과에서 벗어나기 위한 활동에 많은 시간을 보냄
4. 알코올에 대한 갈망, 강한 바람 혹은 욕구
5. 반복적인 알코올 섭취로 인해 직장, 학교 혹은 가정에서의 주요한 역할을 수행하는 데 실패함
6. 알코올의 영향으로 지속적·반복적으로 사회, 대인관계 문제가 발생하거나 악화됨에도 불구하고 알코올 섭취를 지속함
7. 알코올 섭취로 인해 중요한 사회적·직업적 혹은 여가 활동을 포기하거나 줄임
8. 신체적으로 해가 되는 상황에서도 반복적으로 알코올을 섭취
9. 알코올 섭취로 인해 지속적·반복적으로 신체적·심리적 문제가 유발되거나 악화될 가능성이 높다는 것을 알면서도 계속 알코올을 섭취함
10. 내성
    - 원하는 효과를 얻기 위해 알코올 섭취량의 뚜렷한 증가가 필요함
    - 동일한 용량의 알코올을 계속 사용할 경우 효과가 현저히 감소함
11. 금단
    - 알코올의 특징적인 금단 증후군을 경험함
    - 금단 증상을 완화하거나 피하기 위해 알코올을 섭취

해당하는 항목이 2~3개일 경우에는 경도, 4~5개 항목에 해당할 경우에는 중증도, 6개 이상의 항목에 해당할 경우에는 고도의 알코올 사용장애에 해당한다.

[그림 8-3] 알코올 사용장애 진단 기준

게 동일하지 않고, 개인의 건강 상태에 따라 다르다는 것입니다. 가령 알코올 중독자는 알코올을 조절해서 마실 수 있다는 기대를 하지 말고 단주를 하는 것이 가장 바람직합니다. 또 노년에서 경도의

인지 저하가 있는 경우에는 더 엄격하게 음주를 제한해야 합니다.

그렇다면 암 환자에게 적정한 음주의 기준은 어떻게 생각해야 할까요? 정신건강의학과의 교과서라고 할 수 있는 미국 정신의학회(APA)의 〈정신질환 진단 및 통계 매뉴얼(DSM-5)〉에서는 알코올 중독 문제를 더욱 폭넓게 '알코올 사용장애'라는 이름으로 정의하고 있습니다. 이는 임상적으로 현저한 손상이나 고통을 일으키는 문제적 알코올 사용 양상이 지난 12개월 사이에 10가지 항목 중 최소한 2개 이상으로 나타나는 경우로 정의됩니다. 이 10가지 항목 중에는 '신체적으로 해가 되는 상황에서도 반복적으로 알코올을 섭취', '알코올 섭취로 인해 지속적·반복적으로 신체적·심리적 문제가 유발되거나 악화될 가능성이 높다는 것을 알면서도 계속 알코올을 섭취'라는 항목이 포함되어 있습니다.

암을 진단받고 치료 중이라면, 이미 신체적으로 중대한 해가 되는 상황이라고 볼 수 있습니다. 또 앞서 설명한 것처럼 암을 진단받았음에도 지속적으로 음주를 하는 것은 관련한 신체적 문제가 유발되거나 악화될 가능성을 높입니다. 즉, 암 환자에게는 단주하지 못하고 음주를 반복하는 것 자체가 바로 '알코올 사용장애'에 해당하는 것입니다. 소량의 음주로도 암과 관련한 위험성이 높아진다는 것은 이미 밝혀진 사실입니다. 암 환자에게 적정한 음주라는 것은 정의할 수 없으며, 암 환자는 단주를 목표로 해야 합니다. 단주하지 못하도록 만드는 신체적·심리적 어려움이 있다면 이는 '알코올 사용장애'의 관련 증상으로 해석하고, 전문가의 치료를 통해 단주를 지속할 수 있도록 권고해야 합니다.

니코틴 중독 평가하기

담배에 대한 의존, 즉 니코틴 중독을 평가할 때도, 알코올 중독과 마찬가지로 흡연량과 중독 관련 증상을 종합적으로 고려합니다. 임상적으로 활용할 수 있는 여러 가지 척도가 있는데, 대표적으로 6항목으로 구성된 '니코틴 의존도 검사(FTND)'가 널리 활용되고 있습니다. 6항목에서 두 가지, 즉 '아침에 일어나서 얼마 만에 첫 번째 담배를 피우십니까?', '하루에 보통 담배를 몇 개비나 피우십니까?' 라는 질문이 제일 중요한 항목인데, 이 두 가지 질문에 대한 점수 합계가 4점 이상이면 니코틴 의존도가 높은 상태로 평가합니다.

그렇다면 암 환자에 대한 흡연의 기준은 어떻게 생각해야 할까요? 알코올 사용장애와 유사하게, 미국 정신의학회(APA)의 〈정신질환 진단 및 통계 매뉴얼(DSM-5)〉에서는 '담배 사용장애'를 정의하고 있습니다. 암을 진단받고 치료 중이라면 이미 신체적으로 중대한 해가 되는 상황이라고 볼 수 있으며, 암을 진단받았음에도 지속적으로 흡연을 하는 것은 관련한 신체적 문제가 유발되거나 악화될 가능성을 높입니다. 즉, 암 환자에게는 금연을 하지 못하고 흡연을 반복하는 것 자체가 치료가 요구되는 '담배 사용장애'에 해당하

1.	아침에 일어나서 얼마 만에 첫 번째 담배를 피우십니까? □ 5분 이내 (3점) □ 6~30분 (2점) □ 31~60분 (1점) □ 60분 이후 (0점)
2.	당신은 금연구역(병원, 도서관, 극장 등)에서 흡연을 참기가 어렵습니까? □ 예 (1점) □ 아니오 (0점)
3.	하루 중 담배 맛이 가장 좋을 때는 언제입니까? □ 아침 첫 담배 (1점) □ 다른 나머지 (0점)
4.	하루에 보통 담배를 몇 개비나 피우십니까? □ 10개비 이하 (0점) □ 11~20개비 (1점) □ 21~30개비 (2점) □ 30개비 이상 (3점)
5.	아침에 일어나서 첫 몇 시간 동안 하루 중 다른 시간보다 더 자주 담배를 피우십니까? □ 예 (1점) □ 아니오 (0점)
6.	몸이 아파서 하루 종일 누워 있는 날에도 담배를 피우십니까? □ 예 (1점) □ 아니오 (0점)
	총 점수: ______(점)

니코틴 의존도 판정
○ 1~3점: 니코틴 의존도가 낮은 상태 ○ 4~6점: 니코틴 의존도가 중간 상태 ○ 7~10점: 니코틴 의존도가 높은 상태

[그림 8-4] 니코틴 의존도 검사

는 것입니다. 암의 치료 과정에서 금연은 꼭 필요하고, 필요한 경우 전문가와의 상담을 통해 도움을 받도록 권고해야 합니다.

단주를 위한 치료는 어떻게 이루어지나요?

술을 끊는 것은 삶의 커다란 변화입니다. 변화를 만들어 내는 것은 결코 쉽지 않은 과정이므로 여러 심리적 단계를 거치게 됩니다.

문제 인식-숙고-준비-실행-유지 단계

암 치료를 시작하면서, 많은 사람이 음주 문제를 인식하고 단주를 하고 싶은 마음을 지니게 되는 '숙고 단계'에 돌입합니다. 여기서 더 나아가 단주를 실행에 옮기려는 구체적인 계획을 세우고 준비를 하게 되는 '준비 단계'를 거쳐서, 실제로 단주를 실행에 옮기는 '실행 단계'에 들어갑니다.

모든 일과 마찬가지로, 단주도 첫 단추를 잘 꿰어야 하는데, 급성 금단 증상을 경험하는 약 2~3주의 해독 기간에 금단 증상에 적극적으로 대처하면서 단주를 유지해야 합니다.

금단 증상이 심하면 이를 조절하기 위하여 몇 가지 약물(벤조디아제핀 등)의 투약이 필요한 경우도 있습니다.

해독 기간에는 몸을 잘 돌보는 것이 무엇보다 중요한데, 밤에 잠을 잘 자고 식사를 충분히 하여 영양공급이 잘 이루어지도록 해야 합니다. 만약 해독 기간에 금주를 유지하는 것이 어렵다면, 단기적으로 입원 치료를 하여 술로부터 근본적인 차단을 하는 것도 고려해 볼 수 있습니다.

무사히 해독 과정을 마치고 술을 마시지 않는 삶의 변화를 유지하는 '유지 단계'에 들어서면, 뇌와 몸이 술을 기억하고 반복적으로 추구하는 '갈망감'에 적절하게 대처하는 것이 중요한 과제가 됩니다. 어떤 상황에서 갈망하는 마음을 느끼게 되는지를 잘 인식하고, 이에 대한 대처 훈련을 하면 도움이 될 것입니다. 갈망하는 마음을 줄일 수 있는 항갈망제(날트렉손, 아캄프로세이트 등)의 투약이 필요한 경우도 있습니다. 비록 처음에는 갈망감에 대처하는 게 고통스럽더라도, 우리의 뇌와 몸은 새로운 상태를 학습할 수 있는 힘을 늘 지니고 있습니다.

꾸준히 갈망감에 대처해 나가면 우리의 뇌와 몸은 술을 마시지 않는 상태에 익숙해질 것이고, 술을 마시지 않는 삶에서 누릴 수 있는 다른 만족감과 즐거움도 발견할 수 있을 것입니다. 특히, 암에 맞서서 최선을 다하고 삶의 변화를 만들어 낸 경험을 함으로써 삶에 대해 새로운 의지를 다지고 자신감을 키울 수 있을 것입니다.

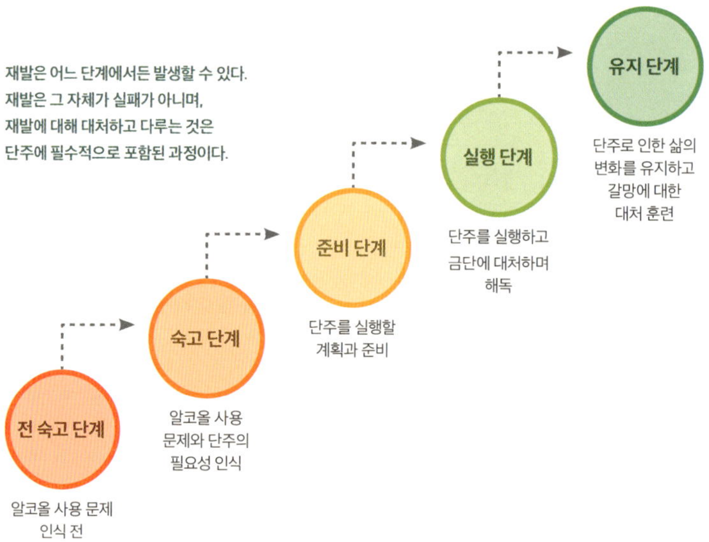

[그림 8-5] 알코올 사용장애로부터의 극복의 과정

술과 같은 중독적 물질의 사용 기저에는 여러 종류의 이면이 있을 수 있습니다. 건강을 상하게 하는 행동임에도 불구하고 일견 불합리해 보이는 행동(중독적 물질의 사용)이 반복되는 것은, 여러 종류의 인지적인 왜곡이나 합리화가 작동하기 때문일 수 있습니다. 술과 중독에 대한 교육, 갈망감에 대한 행동적인 대처 훈련과 더불어서, 음주의 기저에 있는 인지적인 왜곡을 찾아내어 이를 교정하는 작업이 함께 이루어진다면, 단주에 도움이 될 것입니다.

이러한 인지적·행동적 치료 과정을 체계화한 것이 '인지행동치료'인데, 약물 치료와 인지행동치료를 병행하는 것이 가장 유효성이 입증된 단주 치료입니다. 또한 음주와 함께 여러 가지 정신건강의 문제가 공존한 경우가 많은데, 이러한 문제들을 치료하는 것이 단주와 병행되어야 합니다. 예를 들어 우울, 불안, 불면, 공황, 충동성의 문제 등이 음주 문제와 함께 있는 경우가 많은데, 단주 유지를 위해서는 이러한 공존 문제의 개선이 꼭 필요합니다.

금연을 위한 치료는 어떻게 이루어지나요?

금연에서 가장 큰 난관은 금단 증상입니다. 니코틴은 반감기가 약 2시간 정도로 짧기 때문에 마지막 흡연 후 2시간 정도가 지나면 금단 증상이 나타나기 시작합니다. 이틀 정도 지나면 금단 증상이 최고조에 이르러 다시 담배를 피우게 되는 경우가 많은데, 그래서 금연은 작심삼일이라는 말이 나온 것입니다.

금단 증상으로 갈망, 짜증, 집중력 저하, 식욕 변화, 수면 변화, 혈압과 맥박의 변화 등 다양한 현상이 나타나며 수주에서 길게는 수개월 지속되기도 합니다. 두통, 갈증, 입안의 불편감 등 신체적인 증상이 금단으로 나타나기도 하는데, 물이나 주스를 마시고, 껌을 씹거나 따뜻한 물 목욕 등이 도움이 됩니다.

금연으로 급격하게 니코틴 농도가 줄어들어서 생기는 니코틴 금단 증상을 줄이기 위해서 좀 더 안전하고 중독성이 약한 방법으로 니코틴을 공급하는 니코틴 대체 요법을 활용하는 경우가 많습니다. 여기에는 니코틴 껌, 패치, 사탕, 분무제 등이 활용됩니다.

금단 증상을 줄이고 중독과 관련한 신경계의 반응을 완화시키기 위해서 몇 가지 약물 치료도 사용될 수 있습니다. 대표적으로 니코틴 수용체에 작용하여 금단 증상을 줄여 주는 바레니클린이라는 약물이 있습니다. 바레니클린은 뇌의 도파민 보상 회로에도 작동합니다. 신경전달물질(노르에피네프린, 도파민)의 재흡수를 억제하는 항우울제인 부프로피온도 우울 증상과 무관하게 금연에 도움을 줄 수 있다고 알려져 있습니다. 바레니클린과 부프로피온은 시기에 따라 적절하게 약물 용량의 조절이 필요하고, 특히 부프로피온은 금연을 시작하기 이전부터 투약을 시작해야 효과적이므로, 전문가와 상담을 통해서 약물 치료를 해야 합니다.

금연에 대해서는 약물 치료비 지원을 포함하여 정부에서 제공하는 많은 지원 프로그램이 있으므로, 이를 찾아보고 적극적으로 도움을 받는 것이 좋습니다.

늦었다고 생각하지 않는 마음

중독적 물질 사용을 중단하는 과정은 결코 쉽지 않습니다. 단단하게 마음을 먹고 술과 담배를 끊었다고 생각하더라도 여러 가지 이유로 술과 담배를 다시 찾게 되는 경우가 많은데, 이는 생물학적으로 중독 현상이 술과 담배를 멈춘 바로 그 시점에 종결되는 것이 결코 아니기 때문입니다.

앞서 설명한 술과 담배를 멈춘 후에 발생하는 금단 현상은, 그 형태는 급성기와 달라지더라도 일부는 불면, 불안 등의 형태로 수개월 이상 지속되기도 합니다. 또한 오랫동안 술과 담배에 익숙해져 있었던 우리의 뇌가 새로운 즐거움과 감각을 온전하게 다시 느끼기까지는 시간이 걸리기 때문에, 무력한 마음이 지속되는 무감동증이라는 경험을 하기도 합니다.

연구에 의하면, 지속적인 중독성 물질 사용으로 인한 뇌의 변화가 회복되는 데에는 중독성 물질의 사용을 중단하고 나서도 수개월 이상이 걸립니다. 이렇게 중독으로부터 회복되는 기간이 길어서 그사이에 다시 술과 담배를 사용하게 되는 재발 가능성이 높습니다.

- 술과 담배는 암의 치료 과정에서 경과와 예후를 변화시킬 수 있는 요인입니다.
- 술과 담배를 끊는 것에는 너무 늦은 시점이란 것은 없으며, 포기하지 않는 것이 중요합니다.
- 술과 담배를 다시 사용하도록 이끄는 위험 요인을 인식하고, 갈망감에 대한 대처 훈련을 지속하면 금주와 금연을 유지할 수 있습니다.

굳은 결심을 하고 술과 담배를 중단했음에도 불구하고, 갈망감을 이기지 못하고 결국 다시 술과 담배를 사용하게 되었을 때는 자괴감이 클 것입니다. 특히, 암을 진단받고 치료하는 과정인데도 암의 위험 요인인 술과 담배를 완전히 끊지 못하고 반복적으로 사용한 스스로에게는 더욱 실망감이 크겠지요. 때로는 여러 가지로 자기 합리화를 하게 될 수도 있습니다. 미래에 대한 불안감과 스트레스가 지나치게 큰 데다가, 주변 사람들이 암과 싸우는 자신을 충분히 배려해 주지 않아 화가 나서 술과 담배를 다시 사용할 수밖에 없었노라고 생각해 보기도 합니다. 더 나아가서는, 어차피 몸이 상했으니 이제는 어쩔 수 없다고 자포자기하는 마음이 들 수도 있을 테고요.

술과 담배는 암의 원인이 되는 위험 요인이자, 암 치료 과정에서 경과와 예후를 변화시킬 수 있는 요인이기도 합니다. 같은 암을 진단받고 치료하는 과정을 밟더라도, 생활습관 교정을 어떻게 하는지에 따라서 암의 치료 경과는 크게 달라질 수 있습니다.

암의 치료 경과에 영향을 끼칠 수 있는 여러 요인 중에서, 술과 담배는 우리가 능동적으로 변화시킬 수 있는 중요한 요인입니다. 암 치료 과정 중 술과 담배를 끊는 것에는 너무 늦은 시점이란 게 없습니다. 술과 담배를 끊는 것은 굉장히 어려운 일이지만, 포기하지 않는 것이 중요합니다.

중독의 치료 과정에서 재발의 위험에 노출되는 것은 개인의 의지가 약해서가 아니고, 중독의 질병 특성상 당연히 경험할 수밖에 없는 일입니다. 술과 담배를 다시 사용하는 사건이 발생했다면, 지나친 자기 비난 혹은 자기 합리화에 빠져서는 안 됩니다. 대신 술과 담배를 다시 사용하도록 이끄는 위험 요인이 무엇인지 탐색하고, 또다시 반복되지 않도록 대비하는 것이 중요합니다.

술과 담배를 다시 사용하고 싶은 갈망감은 반복적인 훈련을 통해서 극복해 나갈 수 있습니다. 전문가와의 상담을 통해서 갈망감에 대한 대처 방법을 지속적으로 훈련한다면, 암 치료 과정에서 술과 담배를 끊어낼 수 있을 것입니다.

참고문헌

1. Bagnardi V, Rota M, Botteri E, Tramacere I, Islami F, Fedirko V, et al. Alcohol consumption and site-specific cancer risk: a comprehensive dose-response meta-analysis. British journal of cancer 2015; 112: 580-93.

2. Gandini S, Botteri E, Iodice S, Boniol M, Lowenfels AB, Maisonneuve P, et al. Tobacco smoking and cancer: a meta-analysis. International journal of cancer 2008; 122: 155-64.

3. Gritz ER, Fingeret MC, Vidrine DJ, Lazev AB, Mehta NV, Reece GP. Successes and failures of the teachable moment: smoking cessation in cancer patients. Cancer 2006; 106: 17-27.

4. Volkow ND, Koob G. Brain disease model of addiction: why is it so controversial? The Lancet Psychiatry 2015; 2: 677-9.

5. Ahn HK, Lee HJ, Jung DS, Lee SY, Kim SW, Kang JH. The Reliability and Validity of Korean Version of Questionnaire for Nicotine Dependence. Journal of the Korean Academy of Family Medicine 2002; 23: 999-1008.

암과 불면증

: 암 진단을 받은 후 잠이 안 와요, 어떻게 해야 하나요?

이 은 세브란스병원 정신건강의학과 교수

암 환자의 절반 정도는 수면 문제가 있다고 합니다. 어떤 연구에는 유방암 및 부인과 암이 있는 여성의 70%가 불면 증상을 보인다고 보고했습니다. 수면 문제는 진행성 암 환자에게 훨씬 더 많이 나타나는데, 많은 암 환자들이 주치의에게 수면 문제를 알리지 않는 경향이 있다는 점을 감안할 경우 알려진 것보다 훨씬 더 많을 수도 있습니다.

잠은 암과 관계가 있을까요?

잠이 신체 건강에 중요한 역할을 한다는 사실은 잘 알려져 있습니다. 잠은 신체의 거의 모든 시스템에 영향을 줍니다. 잠이 암에 영향을 준다는 증거는 다양하게 존재합니다. 뇌, 면역 체계, 호르몬의 생성과 조절, 대사 및 체중의 조절 등은 잠의 영향을 받는 시스템의 예입니다. 잠은 세포가 기능하는 방식에 영향을 주고 환경이나 성장 방식에도 영향을 줍니다. 장기간의 수면 문제는 일부 암 발생 위험을 높일 수 있습니다. 또한 잠이 암의 진행과 성장에 중요한 역할을 한다는 사실 역시 알려져 있습니다.

그러나 잠과 암은 다른 방식으로도 얽혀 있습니다. 불면증은 수년, 심지어 수십 년 동안 암 생존자들을 괴롭히곤 합니다. 암 치료 중에 잠을 깊이 자기는 어려운데, 깊은 잠은 생존자들에게 평생의 도전이 될 수도 있습니다. 잠은 또한 암 환자가 회복하고 치료에 반응하는 방식에 영향을 줄 수 있습니다. 예를 들어, 수면 부족은 유방암 수술을 받은 여성의 더 심한 통증, 더 긴 입원 기간, 더 큰 합병증 발생 가능성과 관련이 있습니다.

폐쇄성 수면 무호흡증과 암에 관한 연구에 따르면 수면 무호흡이 특정 암 치료의 효과를 떨어뜨릴 수 있습니다. 일부 유형의 화학 요법 및 방사선 요법은 종양 조직의 산소 수준이 높을 때 가장 큰 효과를 나타내므로 호흡 방해에 따른 저산소증으로 인해 이러한 치료가 최적으로 작동하지 않을 수 있습니다.

왜 잠이 안 올까요?

암 환자의 수면 문제에 대한 잠재적인 원인은 많습니다. 종양 또는 치료로 인한 통증, 종양 또는 그 치료로 인한 위장이나 비뇨기 관련 문제, 입원 치료 환경으로 인한 불편감, 암 진단으로 인한 심리적 스트레스, 불안 및 우울, 화학 요법 중 면역 기능 저하의 결과로 발생할 수 있는 감염 및 발열, 기침 또는 호흡 곤란, 진통제를 포함한 약물의 부작용, 주간 피로와 낮잠으로 인해 불규칙해진 수면 스케줄 등이 대표적인 수면 문제의 원인입니다.

위에 언급한 원인 중 한 가지만이 잠에 영향을 주는 경우보다는 여러 요인이 복합적으로 작용하는 경우가 더 흔합니다. 또한 같은 원인이더라도 암의 유형, 치료 방법, 공존 상태를 포함한 전반적인 건강에 따라 개인마다 다르게 작용할 수 있습니다.

여러 가지 원인 중 몇 가지에 대해 좀 더 자세하게 설명하자면, 우선 암 진단을 받으면서 생기는 스트레스는 종종 수면 문제를 유발합니다. 스트레스, 불안, 우울증은 암에 걸렸다는 사실을 알게 되고, 치료를 받고, 병원에 입원할 때 나타나는 일반적인 반응입니다.

특정 약물이나 치료법은 잠에 영향을 미칠 수 있습니다. 호르몬 요법, 코르티코스테로이드, 진정제 및 항우울제, 항경련제 등 특정 약물의 장기간 사용은 불면증을 유발할 수 있습니다. 특정 약물의 사용을 중단하거나 줄이는 것도 정상적인 수면에 영향을 줄 수 있습니다. 잠을 방해하는 통증이 있는 환자의 경우 수면제를 사용하기 전에 통증을 완화시키는 치료를 사용합니다. 하지만 오피오이드계 진통제는 오히려 잠을 방해할 수 있습니다.

입원 치료를 받는 동안 병원에서 정상적인 잠을 자는 것은 굉장히 어렵습니다. 내 집과 다른 불편한 침대, 베개, 다른 환자들로 인한 소음, 또는 실내 온도로 인해 괴로울 수 있습니다. 또한 의료진이 환자를 진찰하거나 약물, 기타 치료 또는 검사를 제공할 때 잠에 방해를 받을 수 있습니다. 그러다 보니 입원 기간 수면 스케줄이 불규칙해지고, 불규칙한 수면 스케줄은 또다시 수면 문제의 원인으로 작용하게 됩니다.

그 외에도 다른 건강 문제로 인해 수면 문제가 있을 수 있습니다. 암에 걸린 1,000명 이상의 사람들을 대상으로 한 조사 결과, 상당수의 사람이 누워 있을 때 다리를 움직이고 싶은 충동이 느껴지는 하지불안증후군이 있었습니다. 또 두경부암에 대한 일부 유형의 턱 수술은 성형 수술로 해결해야 할 수도 있는 폐쇄성 수면 무호흡증을 유발할 수도 있습니다.

그렇다면 어떻게 해야 할까요?

우선 수면 문제에 대해 의료진에게 알려야 합니다. 입원 중이라면 어떻게 해야 수면 중에 방해를 덜 받을 수 있는지 의료진과 상의하

좋은 잠은 좋은 회복에 매우 중요합니다.
규칙적인 수면 스케줄을 지키고
일상의 루틴을 유지하려는 노력은
심리적 스트레스 극복에
도움이 될 것입니다.

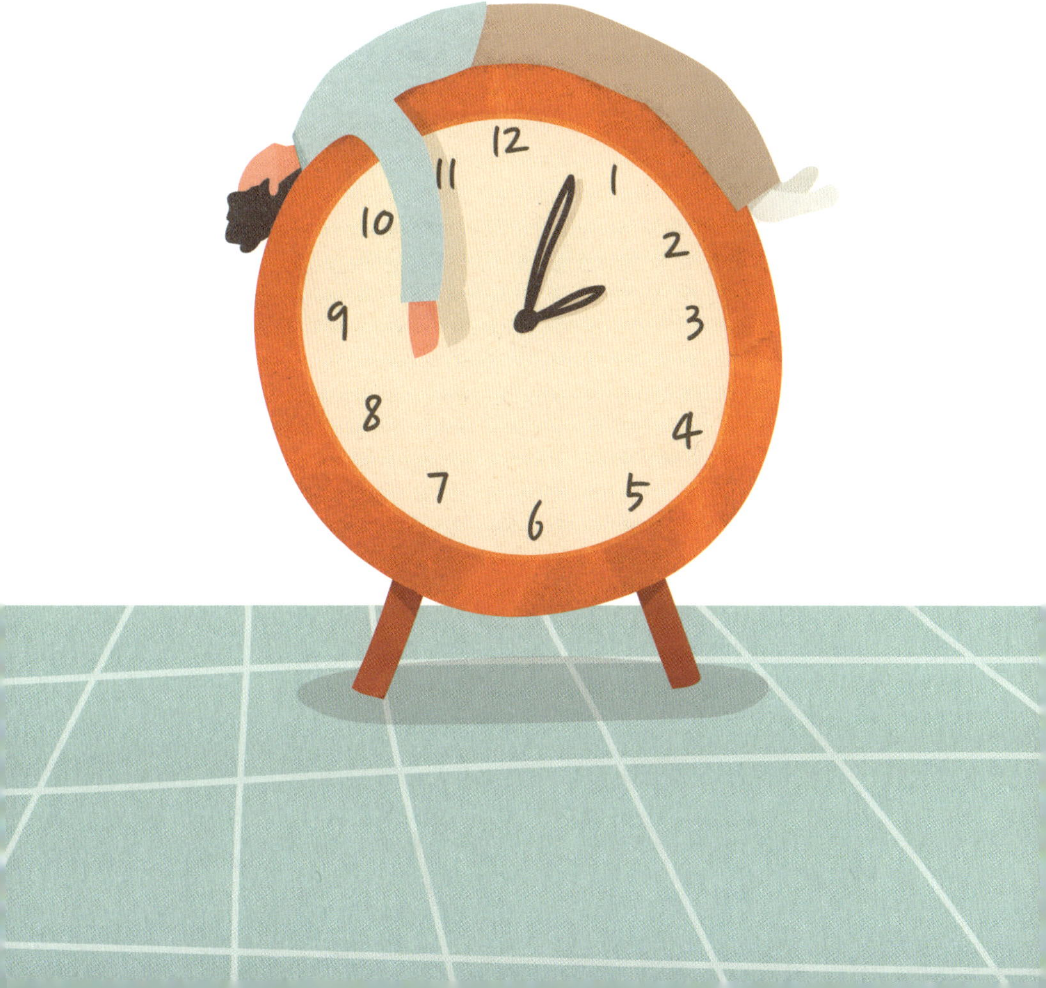

십시오. 통증이나 방뇨 문제 또는 설사와 같은 치료 부작용으로 인한 문제를 줄이기 위한 치료가 숙면에 도움이 될 수 있습니다.

수면 문제를 겪고 있는 암 환자의 경우 증상, 원인 및 잠재적 해결책에 대해 의료진과의 상담이 중요합니다. 더 나은 수면은 암 환자의 의미 있는 삶의 질 개선을 도와줍니다. 필요한 경우 수면다원검사(뇌파, 호흡수 및 심박수와 같은 기타 활동을 보여 주는 수면 중 기록)를 포함, 수면 문제에 대한 평가를 수행하여 올바르게 진단하고 치료할 수 있습니다. 수면 문제는 시간에 따라 변하므로 평가는 반복될 수 있습니다.

의료진의 도움을 받기 전에 당장 스스로 실천할 수 있는 것

- 매일 밤 같은 시간에 잠자리에 들고 매일 같은 시간에 일어나도록 노력하세요.
- 매일 약간의 신체 활동을 하되 자기 직전에 격렬한 운동은 피하세요.
- 취침 1시간 전에는 휴대폰이나 컴퓨터와 같은 것들을 치워 두고 목욕하거나 책을 읽거나 음악을 들으며 안정을 취하는 것을 권장합니다.
- 오후 2~3시 이후에는 커피, 차, 초콜릿, 콜라 및 에너지 음료를 피하세요.
- 자기 전에는 술을 피해야 합니다. 간혹 술이 긴장을 풀고 잠

드는 데 도움이 된다는 분들이 있지만 사실상 술은 깊이 못 자고 자주 깨도록 작용하며 꿈을 늘려 잠을 방해합니다.

- 저녁에 적당한 식사를 하는 것이 좋습니다. 과식, 금식이나 지나친 절식 모두 숙면을 방해합니다. 또 잠들기 2시간 이내의 음식 섭취는 역류성 식도염을 유발하여 잠을 방해할 수 있습니다.
- 낮잠은 가능한 한 피하는 것이 좋습니다. 낮잠을 피할 수 없다면 오후 3시 이전에, 10~30분 이내로 제한하고 되도록 규칙적인 편이 낫습니다.
- 자기 전에 근육 이완, 요가, 명상 등으로 몸과 마음을 이완시키는 것 역시 추천합니다.
- 침실을 최대한 어둡고 시원하며 조용하게 유지하세요.
- 잠이 오지 않으면 일어나서 졸릴 때까지 소파에 앉아 있어 보세요. 조명을 낮추고 다시 잘 준비가 되었을 때 쉽게 내려놓을 수 있는 지루한 일을 해 보는 것도 좋습니다.

심리적 스트레스 대처하기

암 진단은 삶을 변화시킬 뿐 아니라 파괴할 수도 있습니다. 암에 걸렸다는 소식을 듣는 것이 기분에 영향을 주고 수면에 영향을 줄 수 있다는 것은 놀라운 사실이 아닙니다. 암에 걸린 사람 중 대다수가 진단을 받고 나서 스트레스, 불안 또는 우울증을 경험합니다. 하지만 우리는 수면과 정신건강 사이에 강한 관계가 있으며 좋은 수면이 정신건강에 긍정적인 영향을 미칠 수 있다는 것을 생각해야 합니다. 우울증, 불안 또는 스트레스에 압도당하는 경우 수면을 최적화하기 위한 조처를 하면 이러한 감정을 줄이는 데 도움이 됩니다.

그런 의미에서 규칙적인 수면 스케줄을 지키고 일상의 루틴을 유지하려는 노력은 심리적 스트레스 극복에 도움이 될 것입니다. 비슷한 일과를 유지하면 잠을 잘 수 있고 이를 통해 힘든 감정을 어느 정도 조절할 수 있습니다.

진단 후 다양한 감정을 느끼는 것은 지극히 정상이며, 이러한 감정이 밤에 잠들기를 방해할 수 있습니다. 어떤 사람은 잠드는 데 어려움을 겪고, 또 어떤 사람은 자다가 깨어나 다시 잠들기 어려워합니다. 잠들기 힘들거나 깨어나 다시 잠들기 어렵다면 마음을 비우고 생각을 차단하거나 다른 좋은 생각을 떠올려 보는 것도 유용할 것입니다.

수면 문제를 별문제가 아니라고 무시해 버리거나, 암 진단을 받았는데 잠을 못 자는 것 정도는 대수롭지 않다고 여겨서도 안 됩니다. 수면 문제가 발생했을 때 해결하는 것이 가장 좋은 방법이며, 진단 후 가능한 한 빨리 좋은 수면 습관을 설정하는 것이 좋습니다.

병원에서 잘 자기

병원이나 기타 요양 시설에서는 숙면이 어려울 수 있습니다. 만약 지금 입원해 있다면 아래의 내용을 따라 해 보세요.

- 간병인에게 간병 계획을 세워 밤에는 최소한으로 깨우라고 하세요.
- 통증을 완화하거나 긴장을 푸는 데 도움이 되도록 등을 문지르거나 마사지를 요청하세요.
- 병원은 일반적으로 밝고 분주하며 시끄럽습니다. 귀마개를 사용하여 소음을 줄이거나, 눈 마스크로 빛을 차단하는 것도 좋은 대처 방법입니다. 좋아하는 베개, 담요 또는 밤에 읽을 책을 가져오는 것 역시 고려해 볼 만합니다.

수술 전후 잘 자기

수술을 받기 전에 불안과 걱정을 느끼는 것은 자연스러운 일입니다. 수술 날짜가 다가오면 더욱 잠을 이루기 힘들 것입니다. 연구에 따르면 암 수술 전 불안을 줄이는 한 가지 방법은 수술에 대해 잘 아는 것입니다. 사전에 수술에 대해 자세한 정보를 받은 사람은 수술에 대해 무엇을 기대해야 할지 모르는 사람보다 결과적으로 불안 수준이 훨씬 낮았습니다. 이는 암 수술을 준비할 때 절차에 대해 잘 알고 있는 것이 도움이 될 수 있음을 시사합니다. 무엇을 예상해야 하는지 알면 불안을 조절하기 더 쉽습니다. 불안과 수면이 서로 영향을 미친다는 것을 알고 있으므로 더 잘 자는 데 도움이 될 것입니다.

암 수술 후 회복하는 동안 수면 문제가 생길 수 있습니다. 수술 후 몸은 스스로 회복하기 위해 열심히 일하게 되는데, 이 과정이 수면에 영향을 줍니다. 수면을 방해하는 불편함이나 통증을 느끼거나 수술의 합병증이나 후유증에 대한 불안감이 생길 수도 있습니다. 수술 후 회복 기간에 잘 자는 것은 좋은 회복을 위해 필수적입니다. 수술 후 숙면이 상처 치유를 돕고 염증을 줄이며 회복 시간을 단축할 수 있다고 알려져 있습니다.

화학 요법, 면역 요법 및 방사선 요법에 대처하기

이러한 치료법의 목표는 암세포를 죽이는 것입니다. 우리 몸은 암 치료로 죽은 세포를 제거하기 위해 상당한 노력을 기울이게 되는데, 이 엄청난 노력은 수면에 큰 영향을 줍니다. 항암 치료의 부작용인 두통, 메스꺼움, 소화 장애 및 통증 역시 잠을 방해할 가능성이 있습니다. 치료의 부작용을 줄이는 약물의 복용은 부작용뿐 아니라 부작용에 따른 수면 문제를 줄이기 위해서도 필요합니다. 신체가 항암 요법에 어떻게 반응할지 예측할 수는 없지만 수면을 조절하려는 준비는 할 수 있겠습니다. 좋은 잠은 부작용을 줄이는 데에도 도움이 됩니다. 좋은 수면 습관을 유지하는 것, 예를 들어 침대에서 휴대폰이나 태블릿으로 영상을 보는 시간을 줄이는 것과 같은 사소한 일도 치료 중 수면을 개선하는 데 도움이 될 수 있습니다.

호르몬 치료를 받는 동안 잘 자기

몇몇 암은 특정 호르몬 경로를 표적으로 하는 약물로 치료됩니다. 그런데 우리가 신체의 정상적인 호르몬 경로를 변경하면 잠에 큰 영향을 미칠 수 있습니다.

호르몬 요법은 일반적으로 유방암 및 전립선암 치료에 사용되는데, 이러한 치료 중 잠을 방해하는 증상 중 하나가 식은땀이라는 보고가 있습니다. 따라서 호르몬 요법을 받을 때 밤 동안 침실을 약간 시원하게 유지하고, 땀 배출이 쉬운 면이나 린넨 시트와 잠옷을 선택하는 것 역시 몸에서 수분을 배출하는 데 도움이 될 수 있습니다.

스테로이드, 항염증 약물 및 기타 약물

치료 기간에는 진통제, 스테로이드, 항생제 또는 메스꺼움을 줄이기 위한 약물과 같은 추가 약물을 처방받게 될 것입니다. 이러한 약물 중 상당수는 잠을 방해할 수 있습니다. 수면 문제가 있는 경우 의료진과 상의하여 잠에 대한 방해가 적도록 하루 중 특정 시간에 약물 투여하는 것을 고려해 볼 필요가 있습니다. 따라서 수면 문제가 있는지, 치료 때문에 잠이 영향을 받는지를 의사에게 알리

좋은 잠은 더 명확하게 생각하고,
혈압을 낮추고, 식욕을 돋우고,
면역 체계를 강화하는 데
도움이 될 수 있습니다.

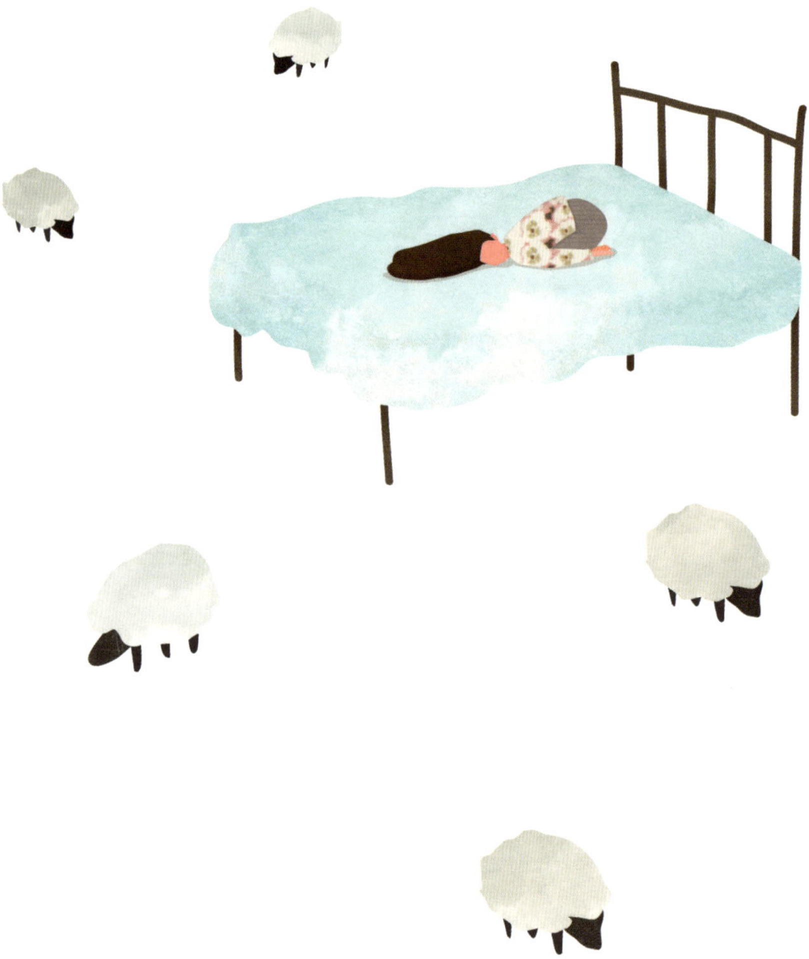

는 것은 정말 중요합니다. 좋은 잠은 좋은 회복에 매우 중요합니다. 이를 개선하는 방법이 있는지 참지 말고 의료진에게 알리십시오.

치료 후 회복 기간

치료가 끝나면 체내의 회복 과정이 한동안 계속됩니다. 암으로부터의 회복은 정해진 일정이 없으며 육체적으로나 정서적으로 회복하는 데 걸리는 시간은 개인에 따른 차이가 큽니다. 치료를 마친 후에도 많은 암 생존자들이 재발, 진행 또는 질병으로 인한 상실감 등으로 정서적 어려움을 겪습니다. 우울증, 스트레스 및 불안 수준은 암 생존자에게서 더 높은 것으로 보고되는데, 이러한 정서적 문제는 수면 문제로 나타나기 쉽습니다. 암 치료 이후에도 수면 문제가 남아 여러 해 동안 고생하는 사람도 드물지 않습니다. 적지 않은 환자가 수면 문제를 참고 넘어가려고 하거나 증상을 스스로 관리할 방법만 생각합니다. 장기적으로는 약물이 좋은 해결책이 아님에도 불구하고 수면 문제를 치료하는 유일한 방법으로 수면제만을 사용하고 있습니다.

수면 문제가 3개월 이상 지속되면 의사를 찾아 상담해 보는 것을 권합니다. 신체적인 문제가 해결된 뒤에도 수면 문제가 남아 있다면 반드시 그렇게 하셔야 합니다.

불면증 인지행동치료

불면증 인지행동치료는 암 치료 중에도, 암 치료 후에도 매우 효과적인 불면증 치료 방법입니다.

일반적으로 불면증의 표준 치료법은 불면증 인지행동치료입니다. 암과 관련하여 불면증에 대한 가장 효과적인 치료법이라는 사실 역시 증명되었습니다. 불면증 인지행동치료는 수면 또는 수면 능력에 영향을 미치는 생각과 행동을 식별하고 변화시켜 수면 습관과 행동을 개선하는 것을 목표로 하는 상담 치료의 한 형태입니다.

주간 낮잠이나 불규칙한 시간에 자는 데 익숙해지면 일주기 리듬을 자연적인 낮/야간 주기로 되돌리기가 쉽지 않습니다. 이는 사람들이 암 치료를 받거나 회복하는 과정 중에 나타납니다. 불면증 인지행동치료는 약물을 사용하지 않기 때문에 암 치료 프로토콜을 방해할 가능성이 없습니다. 따라서 암이 있거나 암 치료를 받고 있는 사람들이 사용하기에 적합합니다. 또한 수면제와 달리 불면증 인지행동치료의 효과는 치료를 마쳐도 사라지지 않습니다. 치료 효과가 오래도록 지속되어 불면 증상의 재발을 막을 수 있습니다.

불면증 인지행동치료는 잠에 대한 불안을 줄이는 데 도움이 됩니다. 잠에 대한 부정적인 생각과 믿음을 긍정적인 생각과 이미지로 바꾸는 방법을 배우면 더 쉽게 잠들 수 있습니다. 불면증 인지행동치료는 '잠을 자야 한다'는 불안을 '그냥 긴장을 풀고 싶다'는 생각으로 대체하는 데 도움이 됩니다. 잠을 방해하는 수면 습관을 바꾸는 방법을 배우게 해 주는 불면증 인지행동치료는 자극 조절, 수면 제한, 이완 요법 등의 기술을 사용합니다.

오랫동안 수면 문제를 겪고 있을 때, 잠자리에 들 준비를 하거나 잠자리에 드는 것만으로도 다시 잠 못 이루는 밤이 올까 봐 걱정이 시작되곤 합니다. 그런 걱정에 잠을 이루기가 더욱 힘들어집니다. 자극 제어는 취침 준비와 취침 상태를 잠자는 것과 연관 짓는 방법을 배우는 데 도움이 될 수 있습니다. 잠이 올 때만 침대와 침실을 사용함으로써 침대와 수면이 마음속에서 연결됩니다. 자극 조절은 다음과 같은 행동 지침을 의미합니다.

- 졸릴 때만 잠자리에 들고, 잠시 누웠는데도 잠들지 못했으면 침대에서 일어나세요. 그러고 나서는 졸릴 때만 침대로 돌아가십시오.
- 침대와 침실은 잠자는 용도로만 사용하고 다른 활동에는 사용하지 마세요.

수면 제한은 침대에 누워 있는 시간을 줄여 다음 날 밤에 졸릴 가능성을 높이는 치료 방법의 하나입니다. 잠이 좋아지면 수면 시간이 늘어납니다.

이완 요법은 근육 긴장과 스트레스를 완화하고 혈압을 낮추며 통증을 조절하는 데 사용됩니다. 여기에는 몸 전체의 근육을 긴장시키고 이완시키는 것이 포함됩니다. 흔히 긍정적인 이미지에 마음의 초점을 두는 방법 혹은 생각에 집중하는 명상과 함께 이완 요법을 시행합니다. 이완 요법을 하면 자극 조절과 수면 제한이 더 쉽게 작용할 수 있습니다.

불면증 인지행동치료와 같은 표준화되고 공식적인 치료 방법 외에도 잠을 개선하는 데 도움이 되는 다른 치료 방법들도 있습니다. 그러니 수면 문제를 무시하거나 참으려고만 하지 마세요.

수면제 사용하기

급성 불면증 및 다른 치료 전략이 효과가 없을 때 의사로부터 단기간 수면제를 처방받아 수면 문제를 해결할 수 있습니다. 처방된 수면제는 환자의 특정 문제(예: 잠드는 데 어려움 또는 잠을 계속 자지 못하는 등)와 복용 중인 다른 약물에 따라 달라질 것입니다. 그런데 수면제는 복용한 날 잠을 자게 할 뿐 근본적인 해결책은 아니며, 우울, 불안이 심해지거나 불규칙한 수면 스케줄이 이어질 경우 수면제 복용만으로는 잠을 자기 어렵습니다. 장기적으로는 수면제 복용이 수면 습관을 더 나쁘게 할 수 있습니다.

수면 개선에 도움이 되는 선택지 찾기

잠을 잘 자는 것은 신체적, 정신적 건강에 중요합니다. 잠자는 동안 뇌와 신체는 건강을 유지하고 최상의 기능을 유지하는 데 도움이 되는 여러 가지 중요한 일을 합니다. 좋은 잠은 더 명확하게 생각하고, 혈압을 낮추고, 식욕을 돋우고, 면역 체계를 강화하는 데 도움이 될 수 있습니다. 그러므로 오랫동안 이어지는 수면 문제는 불안이나 우울증의 위험을 증가시킬 수 있습니다.

암 환자에게 수면 문제는 매우 일반적이며, 계속되는 수면 문제는 이후 암 치료의 경과와 예후에 안 좋은 영향을 줍니다. 따라서 수면을 개선하기 위한 적극적 노력은 암 치료를 포함해 환자의 전반적인 건강에 도움이 될 수 있습니다. 암 여정의 어느 단계에 있든 수면 개선에 도움이 되는 선택지는 항상 있습니다.

참고문헌

1. Savard J, Ivers H, Villa J, Caplette-Gingras A, Morin CM. Natural course of insomnia comorbid with cancer: an 18-month longitudinal study. J Clin Oncol. 2011 Sep 10; 29(26): 3580-6. doi: 10.1200/JCO.2010.33.2247. Epub 2011 Aug 8. PMID: 21825267.

2. Gabriele Sulli, Michael Tun Yin Lam, Satchidananda Panda, Interplay between Circadian Clock and Cancer: New Frontiers for Cancer Treatment, Trends in

Cancer, Volume 5, Issue 8, 2019, Pages 475-494, ISSN 2405-8033, https://doi.org/10.1016/j.trecan.2019.07.002.

3. Morin, Charles M., et al. "Cognitive behavioral therapy, singly and combined with medication, for persistent insomnia: a randomized controlled trial." Jama 301.19 (2009): 2005-2015.

4. Johnson, Jillian A., et al. "A systematic review and meta-analysis of randomized controlled trials of cognitive behavior therapy for insomnia (CBT-I) in cancer survivors." Sleep medicine reviews 27 (2016): 20-28.

III

암 환자 보호자의 마음건강관리

암 환자 배우자의 마음건강

: 배우자가 암 진단을 받았을 때, 나는 어떻게 해야 하나요?

안석균 세브란스병원 정신건강의학과 교수

가족 중 한 사람이 암 진단을 받았을 때 다른 가족의 상심이 큰 것은 당연한 일입니다. 특히 부부 혹은 부부와 자녀로 이루어진 가족에서 부부 중 한 사람이 암 진단을 받았을 때, 암 환자는 물론 '돌봄 제공자' 역할을 해야 하는 배우자의 몸과 마음을 헤아리는 것은 매우 중요합니다.

이 글에서는 배우자인 당신이 암 환자를 위해 해야 할 일을 소개하고, 그로 인해 여러 가지 상황과 마주치게 될 당신의 마음건강에 대해서 안내하고자 합니다.

배우자인 나는 돌봄 제공자입니다

돌봄 제공자는 암으로 인해 도움이 필요한 사람을 돌보거나 지원해 주는 일을 보수를 받지 않고 지속해서 수행하는 사람입니다. 배우자인 당신은 스스로를 돌봄 제공자로 보지 않고 단순히 옆에서 도와주는 사람이라고 인식할지도 모릅니다. 돌봄이란 행위를 암 환자와 당신 관계의 일부로 바라볼 수도 있습니다. 또 책임감을 넘어서 돌봄을 제공해야만 하는 상황에 압박감을 느낄 수도 있습니다. 어느 날 갑자기 돌봄 제공자가 되거나 상황이 점점 진행되면서 돌봄 제공자가 되기도 합니다. 돌봄이 하루에 수십 분가량 필요한 때도 있고 24시간 내내 계속되어야 하는 등 돌봄의 수준은 경과에 따라 변할 수 있습니다.

부부가 함께 암에 맞닥뜨리게 된다는 것은 무슨 뜻인가요?

환자뿐만 아니라 배우자인 당신 역시 암에 직면하게 됩니다. '암이 얼마나 심각한가? 최선의 치료는 무엇이고, 여러 가지 치료에서 찬반 요소는 무엇인가? 임상시험에 참여할 것인가? 치료가 완치요법인가, 대체요법인가 혹은 전인적 요법인가?' 우선 이러한 내용에 대해 잘 이해해야 합니다.

그리고 '아이들에게 어떻게 설명해야 하나? 아이들의 마음은 어떻게 보살펴야 하나? 우리 부부는 치료와 부작용에 어떻게 대처해야 하나? 다른 가족들의 일상생활은 어떻게 돌봐야 하나? 친지와 친구 등으로부터는 어떤 도움을 받을 수 있을까?' 등 수많은 문제에 부부가 함께 직면하게 됩니다.

치료 방침 결정 과정에서 배우자인 나는 어떤 사람인가요?

배우자는 환자의 진료와 치료 방침을 이해하고 이를 결정하는 과정에서 일정한 역할을 담당하게 됩니다. 여기에는 문서의 형태로 검사와 치료 혹은 수술에 동의하는 것도 포함됩니다. 또한 환자의 권익을 옹호하는 일도 하게 됩니다.

수많은 치료자 속에서 배우자인 나는 어떤 역할을 해야 하나요?

암 치료 역량이 강화되면서 암병원에서는 다학제 진료를 시행하고 있습니다. 예를 들어 특정 암에 대해 종양내과 의사, 외과 의사, 방사선종양학과 의사를 비롯하여 정신건강의학과 의사, 마취통증의학과 의사, 그리고 전문간호사와 사회사업사 등이 팀을 이루어 환자에게 최선의 진료를 권유하고 필요한 서비스를 받을 수 있도록 다학제로 운영되고 있는 것입니다.

환자의 배우자 역시 이 치료팀의 일부로서 다양한 역할을 하게 됩니다. 특히 치료자들을 서로 연결시켜 주는 일을 하게 되는데, 어떤 치료자가 어떤 계획을 갖고 있는지 이해하고 이를 다른 치료자에게 전달하는 역할도 할 수 있습니다.

진료예약 일정 관리를 위해 배우자인 나는 무엇을 해야 하나요?

병원을 방문하기 전	• 질문 사항 메모하기: 부부가 궁금한 점에 대해 미리 정리하기 • 질문할 내용이 많을 때: 외래 간호사에게 어떻게 해야 하는지를 문의하기 • 연구간호사 등에게 질문할 사항 메모하기: 신약 임상시험 참여 등 궁금한 사항 • 진료 전에 시행한 검사 리스트 메모하기 • 처방 약물 복용 경과, 부작용 등 메모하기 • 증상 및 상태 변화 메모하기 • 검사가 예정된 경우: 검사 전 주의사항 확인하기
병원을 방문했을 때	• 의사의 설명 혹은 의사와 나눈 이야기를 잘 정리하기 • 의사의 특별한 지시 사항 기록하기 • 주의 깊게 살펴볼 사항에 대해 묻고 정리하기 • 급격한 상태 변화가 생겼을 경우: 어떻게 대처해야 하는지 문의하기 • 이해하기 어려울 때: 다시 질문하기 • 자세한 정보가 담긴 소책자나 인쇄물이 있는지 살펴보기 • 준비해 간 질문 사항에 대한 답을 모두 들었는지 확인하기
병원을 방문하고 나서	• 병원을 방문했을 때 기록한 사항 다시 보기 • 환자와 병원 방문 과정에 대해 이야기 나누기 • 휴대폰 달력 등에 다음 검사 및 진료 예약 일정 표시하기 • 다음 예약 일정 및 주의사항이 쓰인 인쇄물 정리하기

흔한 증상이나 부작용이 나타났을 때, 배우자인 나는 어떻게 해야 하나요?

배우자는 증상이나 부작용의 보고자이자 관리자 역할을 해야 합니다. 흔한 증상이나 부작용으로 통증, 메스꺼움과 구토 및 식욕 감퇴, 숨 가쁨, 피로감 등이 있습니다.

우선, 통증이 있을 때는 처방받은 진통제를 복용합니다. 통증이 심하면 치료진과 접촉해서 해결책을 찾는데, 이때 환자에게 맞는 진통제를 찾는 데는 시간이 소요된다는 점을 유념해야 합니다. 진통제 용량을 줄이거나 늘릴 때는 처방한 의사에게 상의해야 합니다. 통증의 강도를 이해하고 추가 용량이 필요한지 등을 알기 위해서는 통증 일기 혹은 통증 척도를 이용해야 합니다. 통증과 고통을 경감시키기 위해 핫팩이나 아이스팩 혹은 가벼운 마사지를 시도해 볼 수도 있습니다. 장기지속 및 단기지속 진통제의 서로 다른 역할을 이해하고 적절하게 사용할 수 있도록 도와줘야 합니다.

둘째, 메스꺼움과 구토 및 식욕 감퇴가 있으면 환자에게 맞는 항구토제를 찾을 수 있도록 요청하고 기다려야 합니다. 식사는 암 환자가 좋아하는 음식, 잘 견딜 수 있는 음식을 제공해야 하는데, 전문가의 제안에 따라 음식을 먹는 것도 중요하지만 구토하면서까지 이를 철두철미하게 따를 필요는 없습니다. 되도록 소량의 단순한 음식을 제공해야 합니다. 그리고 하루 중 언제나 영양 스낵과 음료를 먹을 수 있도록 준비해 두면 좋습니다. 무엇보다 즐거운 식사

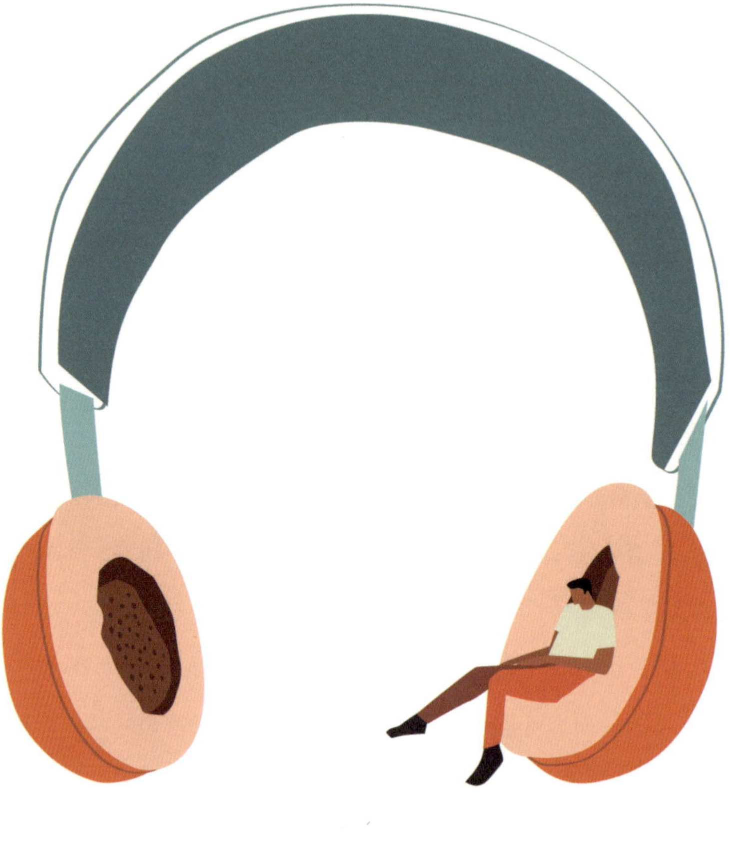

배우자는 증상이나 부작용의 보고자이자
관리자 역할을 해야 합니다.
또 가족과 가정의 관리자이자
응급한 상황에 대한 대비자, 의사소통가입니다.

및 대화 분위기를 조성해야 합니다. 체중이 많이 줄었거나 메스꺼움이 심한 경우에는 치료진에게 알려야 합니다. 치료가 종료된 이후에도 수개월 동안 메스꺼움과 식욕 감퇴가 지속될 수 있습니다.

셋째, 숨이 가쁠 때는 손 선풍기 등으로 가벼운 바람을 쐬게 해 줍니다. 테이블이나 무릎에 팔꿈치를 댈 수 있는 베개 혹은 받침대를 받쳐 숨쉬기 편하게 해 줍니다. 불안이 가슴 답답한 것을 악화시키지 않도록 안락한 분위기를 만드는 게 중요합니다. 심리적인 문제가 있다고 판단되면 정신건강의학과 의사의 진료를 받아야 합니다. 이때 가슴이 답답할 경우 대처할 방법 등에 대해 문의합니다. 다리를 뻗고 잘 수 있는 소파 의자를 준비할 필요도 있습니다.

넷째, 환자가 피로감을 느낄 때는 힘들지 않게 해낼 수 있는 작은 목표를 정하고 규칙적으로 쉬어 가면서 수행하도록 도와주는 게 좋습니다. 이때 하고 싶지 않은 일은 '하기 싫다'고 이야기하도록 격려합니다. 실제 연구 결과, 가벼운 산책이나 근력운동 등 신체 활동이 피로감을 줄일 수 있으니 치료진에게 권유할 만한 신체 활동을 물어보시기 바랍니다. 특히, 수면 환경을 안정감 있게 조성하고 매일 규칙적인 잠자리 습관을 들이는 게 중요합니다. 불을 끄고, 조용한 상태에서 적당한 온도를 유지하고, 환자에 따라 진정시키는 음악이 도움이 되기도 합니다.

병원에 곧바로 가야 하는 증상이나 부작용에는 어떤 것들이 있나요?

암 환자가 다음과 같은 경험을 할 때는 병원에 곧바로 가야 합니다.

- 38도 이상 열이 날 때
- 가슴에 통증이 있거나 숨이 찰 때
- 지속해서 심하게 메스꺼워하거나 구토를 할 때
- 주사 맞은 부위가 붉어지거나 부을 때
- 의식이 혼돈된 상태로 시간, 장소, 사람을 헛갈릴 때
- 목이 뻣뻣해지면서 두통이 심할 때
- 몸이 흔들리거나 떨릴 때
- 복통, 설사 혹은 변비가 심할 때
- 출혈이 심상치 않을 때(예: 30분 이상 코피를 흘리는 경우)
- 소변을 실금하거나 소변을 보지 못하고, 다리에 힘이 빠질 때
- 신체 상태가 급격히 달라질 때

약물 복용을 위해 배우자인 나는 무엇을 해야 하나요?

암 환자는 처방받은 약뿐만 아니라 영양제 등도 복용합니다. 혼선을 줄이기 위해 먼저 복용 중인 약물 리스트를 만들고 각 약물의 투약 목적도 알아 두어야 하는데, 응급한 상황에 대비해서 이 리스트를 휴대폰에 저장하는 것이 좋습니다. 약물마다 언제 얼마나 먹는지 기록해 두고, 시간에 맞추어서 복용합니다. 식전이나 식후에 복용해야 하는 약은 정확히 알아서 지키고, 음주나 운전을

해도 되는지도 알아 두어야 합니다. 처방 없이 구입할 수 있는 약과 같이 먹어도 되는지도 꼭 확인해야 합니다.

약을 먹고서 어떤 부작용이 있을 수 있는지, 부작용이 생겼을 때는 어떻게 해야 하는지도 미리 살펴야 합니다. 약품설명서가 도움이 됩니다. 얼마나 오랫동안 그 약을 먹어야 하는지, 나중에 용량을 줄이기도 하는지, 깜박 잊고 약을 먹지 않았을 때는 어떻게 해야 하는지도 알아 둡시다. 약의 유통기한이나 보관 장소, 약값이 얼마인지도 확인해야 합니다.

암 환자 지원, 국가나 사회로부터 받을 수 있나요?

국가에서는 다양한 복지체계를 구축하고 있고 그 서비스 역시 나날이 확대되고 있습니다. 맞춤형으로 서비스가 제공되고 있다지만, 막상 지원을 신청하려면 혼자서 일일이 서류를 준비하기가 쉽지 않습니다. 이럴 때는 병원 사회사업실을 방문하여 국가 공공복지 지원의 종류, 필요한 서류 등에 대해 상담하시기 바랍니다. 환자 배우자는 다양한 복지 지원 서비스 체계를 알아보고 지원을 받아내는 사람입니다.

집에서 배우자인 내가 해야 할 일은 무엇인가요?

배우자는 집을 안전하고 편안한 곳으로 유지, 관리하는 사람입니다.

환자가 기력이 쇠하면 일상생활의 기본 동작(예: 옷 갈아입기, 식사, 세수와 목욕, 대소변 처리, 집 안에서의 이동)을 수행하면서 넘어지지 않도록 집안 환경을 바꿔야 할 수도 있습니다. 가구를 옮기고, 발에 걸릴 만한 것을 치우고, 계단이나 욕실 등에 손잡이를 설치하고, 신발 신기 편하게 현관 안쪽에 의자를 두기 바랍니다. 그 외에 보행기, 휠체어, 대소변과 목욕을 위한 도구를 사야 할 수도 있습니다. 필요에 따라 가족이나 지인에게 도움을 요청하세요.

배우자는 매일 식사 당번입니다.

암 환자는 면역력이 떨어져 있으므로 음식 재료, 식기와 식탁, 주방의 위생관리를 좀 더 철저히 해야 합니다. 다른 가족이나 지인에게 음식 준비를 맡길 때는 위생관리를 더 철저히 해야 하는 이유를 잘 설명하고 당부해야 합니다. 가족들 모두 손 씻기 등에 더욱 신경을 써야 합니다. 암 환자는 식욕이 감퇴하고 삼키기 어려워 식사를 잘 못 합니다. 입안과 목이 헐어 고통스러워서 좋아하던 음식조차 먹기 어려울 수도 있습니다. 치료 중에는 잘 먹어야 한다고 무조건 강조하다 보면 오히려 불안을 유발할 수 있으니, 부드럽게 식사를 격려하는 게 더 낫습니다. 체중이 줄었을 때는 치료팀과 의논하세요.

배우자는 암 환자의 기본 생활 도우미입니다.

치료 중 혹은 그 이후에도 환자의 목욕하기, 화장실 가기, 옷 갈아입기 등을 도와줘야 하고, 때로는 필요한 보조구를 마련해야 합니다. 치료받다 보면 대소변을 실수할 경우가 있습니다. 이때는 골반근육강화운동을 하는데, 이에 맞추어 침대 시트를 준비해야 합니다. 집 안에 간병인을 고용해야 할 수도 있습니다.

배우자는 가족과 가정의 관리자입니다.

당신은 식사를 위해 그리고 가정 관리를 위해 평소처럼 장을 보는 등 여러 가지 일을 맡게 될 것입니다. 그리고 환자뿐만 아니라 부모나 자녀, 반려견 등을 돌보는 책임을 나누고 관리해야 합니다.

배우자는 암 환자에게서 떨어져야 할 때도 있습니다.

여러 가지 사정으로 환자와 떨어져야 할 때는 어떻게 해야 할까요? 당신은 죄책감이 들고, 환자의 상태, 치료, 투약 등에 대해 잘 모르는 사람에게 맡기는 게 걱정스러울 수도 있습니다.

이럴 때는 화상 통화와 SNS를 통해 정기적으로 접촉을 유지하면 됩니다. 누군가에게 도움을 요청하세요. 매일 챙겨야 할 것을 목록화하고, 응급한 상황 발생 시 대처 요령과 연락처를 적어 집 안의 잘 보이는 곳에 붙여 두세요. 약간의 현금을 준비해 둘 필요도 있습니다.

배우자인 나, 직장은 어떻게 해야 하나요?

돌보는 일과 직장생활의 균형 잡기는 쉽지 않습니다. 이 둘을 병행해야 할 때는 우선 암 환자가 얼마나 심각한 상태인지, 돌봄과 일이 어디까지 서로 영향을 줄지, 가족 상황, 돌봄의 양과 간병 서비스를 활용할 수 있는 정도, 재정 수준과 수입, 단기간에 멈출지 아니면 오래 지속될지, 무엇이 당신 마음에 평화를 가져올지 등을 고려해서 판단해야 합니다.

미래를 위해 배우자인 나는 무엇을 대비해야 하나요?

배우자는 돈에 대한 관리자입니다.

환자에게 필요한 비용에는 검사비, 투약비, 치료비 등이 있습니다. 또 치료를 받기 위해 병원에 가야 하니 교통비가 필요하고, 간병인을 고용할 수도 있으니 그 비용 역시 생각해야 합니다. 암 치료를 받게 되면 환자의 평상시 수입이 줄어들 가능성이 크고, 환자를 돌보아야 하는 당신의 수입 역시 줄어들 것입니다. 이것은 현재의 문제입니다.

배우자는 돈에 대한 미래 계획가입니다.

암 환자의 치료 결과를 명확하게 알기는 쉽지 않습니다. 따라서 미래의 재정에 관한 계획을 세우기가 어렵습니다. 미래에 대해 말하는 것도 불투명할 수밖에 없습니다. 하지만 상황이 언제 어떻게 변할지 모르므로, 재정적인 문제는 미리 대비해 두어야 합니다. 준비가 잘되어 있을수록 걱정과 우려를 줄일 수 있고 현재에 좀 더 집중할 수 있습니다.

배우자는 응급한 상황에 대한 대비자입니다.

당신에게 무슨 일이 생겼을 때 당신 대신 돌봄을 할 사람을 정해 두고, 그 사람과 이에 대해 상의하세요. 그 사람이 볼 수 있도록 해야 할 일을 기록해 두어야 합니다. 특히, 당신의 지갑에는 '암 환자의 돌봄 제공자'인 당신에게 무슨 일이 생겼을 때 당신을 대리해서 보호자 역할을 할 사람의 이름과 연락처를 적은 쪽지를 휴대하고 다녀야 합니다.

배우자는 암 환자의 선호, 가치관 등에 대한 의사소통가입니다.

평소에 주치의, 가족과 친지에게 환자의 치료 선호 사항, 죽음 그리고 연명 의료에 관한 생각 등을 털어놓고 이야기할 필요가 있습니다. 어떤 사람에게는 환자의 최신 상태를 듣는 게 스트레스가 되기도 하겠지만, 가까운 주변 사람들은 환자의 상태를 무척 궁금해합니다. 이럴 때는 SNS 상태 메시지에 암 환자의 상태와 일일이 답하지 못하는 상황에 대해 알리는 것도 좋은 방법입니다. 예를 들어, '현재 화학요법 중이어서 많이 피곤해한다, 관심에 감사하다', '여러분의 문의에 일일이 답하지 못해 죄송하다, 상황이 개선되면 회신하겠다, 격려하고 걱정해 주셔서 감사하다' 등의 메시지를 올려두면 도움이 됩니다.

배우자인 나는 환자에게 솔직하게 이야기하기가 힘이 듭니다. 왜 그런가요?

암 환자의 진단과 치료에 관해서 어떻게 이야기해야 할지 주저하게 되는 경우가 있습니다. 이는 안 좋은 소식을 전하는 게 두렵거나, 무엇을 이야기하고 어떻게 반응해야 할지 모르기 때문이거나, 암이라고 이야기해서는 안 된다고 느끼기 때문일 수도 있습니다. 또 뭔가 충격을 줄 수 있는 이야기를 하기 싫거나, 환자를 지지하고 강인해 보여야 하는데 감정에 흔들리는 모습을 보이기 싫기 때문이기도 할 것입니다.

환자가 솔직한 이야기를 안 하려고 합니다. 배우자인 나는 어떻게 해야 하나요?

환자에게 자기 이야기를 솔직하게 들려 달라고, 당신의 뜻을 명확히 전달하고 천천히 기다리십시오. 수개월이 걸릴 수도 있고 생

돌봄의 가치를 중요하게 여겨야 합니다.
돌봄의 가치를 인식하면 기분도 한결 나아지고 만족감도 올라갑니다.
새로운 기술도 배우게 되고 사랑을 표현하기 때문에
부부 관계 역시 강화됩니다.

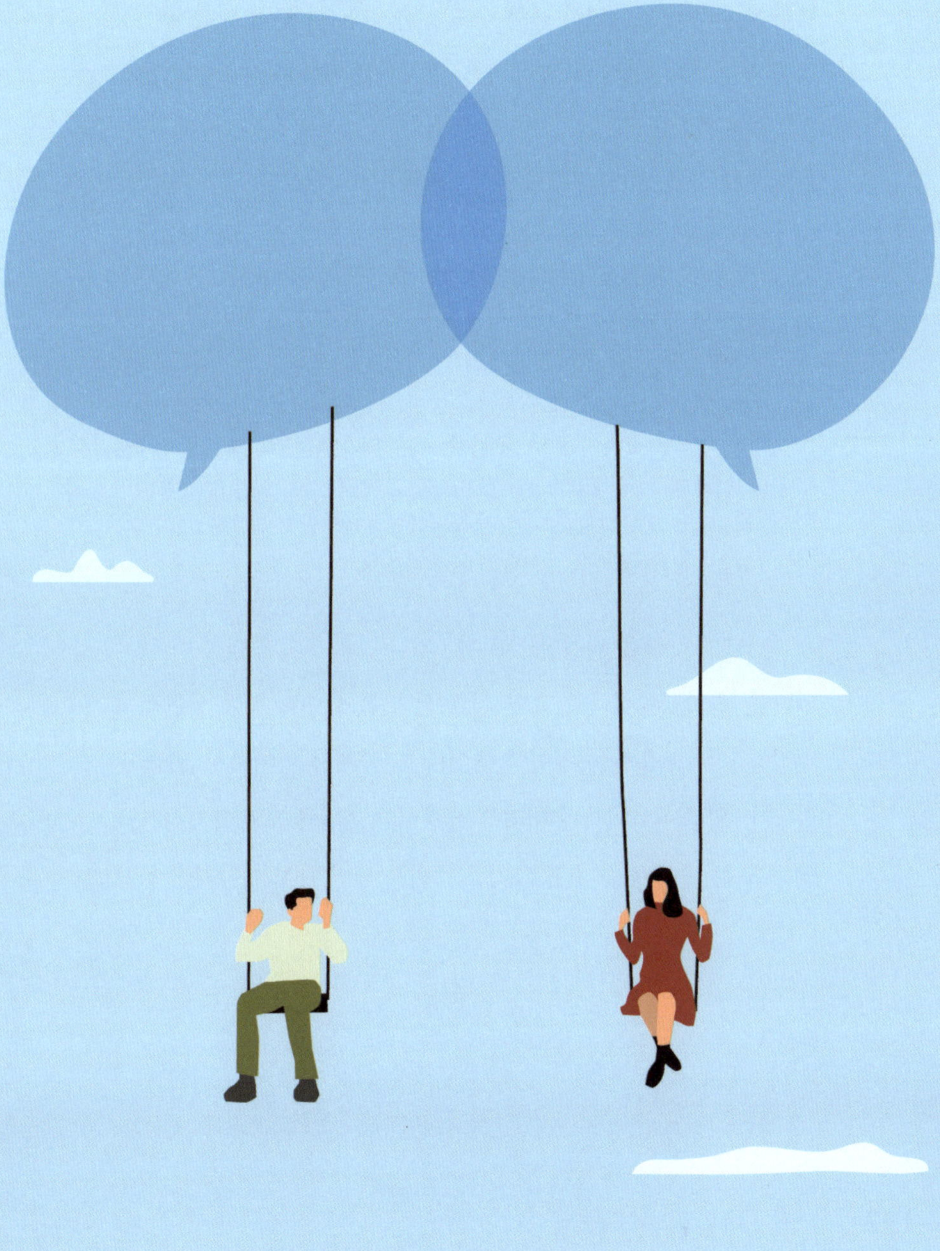

각이 바뀔 수도 있습니다. 환자가 자기 생각을 이야기하고 싶어 하지 않을 수도 있습니다. 약한 모습을 보여서 배우자인 당신에게 걱정을 끼치기 싫을 수도 있을 테니까요. 처음에는 두 사람 의견이 달랐지만 시간이 흐르면서 변할 수도 있습니다. 이 모든 과정에서 명심할 것은 의사소통이 서로에게 정서 지지가 된다는 사실입니다.

환자와 배우자는 어떤 식으로 의사소통해야 하나요?

- (환자에게 반복적으로) "걱정하지 마. 모든 것이 잘될 거야"라는 식의 말은 도움이 되지 않습니다. 이런 말을 반복해서 듣게 되면 환자는 암에 대해 '무섭다', '두렵다'고 이야기하지 못하고 부부 사이는 점점 멀어지고 말 것입니다.
- (환자가 배우자에게) "내가 '두렵다'고 이야기했을 때 당신은 '걱정하지 마. 다 잘될 거야'라는 식으로 답했었지. 물론 내가 걱정할까 봐 나를 위해서 그렇게 대답했을 거라고 생각은 하지만, 그때 나는 당신이 나를 안아 주면서 사랑한다고, 당신도 때로는 걱정된다고 솔직히 말해 주길 바랐던 거야" 라고 직접적으로 의사 표현을 하는 것이 좋습니다.

서로의 바람을 직접적으로 이야기할수록 유대가 점점 더 강화됩니다. 일상생활이나 진료와 치료 선택 등에 대해 함께 의논해서 결정할수록 공유하는 경험이 늘어나고, 관계가 멀어지지 않을 것입니다. 오늘 이야기하기 어려운 상황이라면 나중에 이야기하자고 말해 두는 것이 좋습니다. 그리고 준비가 되면 다시 이야기해야 합니다.

가족, 친지, 친구들이 점점 멀어지고 있습니다. 암 환자 그리고 배우자인 나는 무엇을 해야 하나요?

이전만큼 자주 가족이나 친지, 친구들이 연락하지 않는다고들 합니다. 몇몇은 피하기조차 합니다. 암 환자에게는 돈도 잘 빌려주지 않습니다. 이럴 때는 관계를 끊을 것이 아니라 가족이나 친구에게 먼저 정보를 전달하는 약간의 교육이 필요합니다. 잘못된 이야기를 할까 두려워서, 혹은 무슨 말을 해야 할지 몰라서 연락하지 못할 수도 있습니다. 그러니 한동안 연락이 없었던 친구에게 전화해서 이렇게 이야기해 보세요.

"잘 지냈니? 그동안 소식이 없어서 섭섭했지? 나는 요즘 환자와 함께하느라 힘들 때가 많지만 그래도 SNS는 늘 확인하고 있어. 전화도 받을 수 있고. 가끔이라도 연락해 줄래? 시간 내서 같이 시시콜콜한 이야기도 하고 커피도 마시고 재미있는 영화도 보고 싶다."

암 환자를 혼자 두고 병실을 나설 때 배우자인 나는 뭐라고 이야기해야 하나요?

배우자는 '언제 함께 집으로 갈 수 있을까?', '집으로 갈 수는 있을까?' 이런 생각을 하면서 병원을 나서곤 합니다. 무력감이 들고 모든 것을 접고 싶어지기도 합니다. 그런데 병원에서는 환자를 위해 여러 가지 서비스를 제공하고 있습니다. 예배를 볼 수도 있고,

약간의 다과가 마련된 모임도 마련하고, 또 암에 대해 교육도 합니다. 환자가 이런 모임에 참여하게 되면 환자는 물론 배우자도 가벼운 마음으로 일상을 보낼 수 있습니다. 그러면 "잘 지내라", "내일 보자"라고 말할 여유가 생깁니다.

배우자인 나도 암 환자처럼 마음이 힘들어집니다

배우자 역시 새롭게 맡은 역할과 책임감 속에서 암 환자 못지않은 다양한 정서 반응을 경험하게 됩니다. 이런 정서 반응은 매우 흔한 일이며 정상적이란 것을 명심하고, 자기 자신의 안식과 정서안녕을 추구해야 합니다. 과거에 힘들었던 경험을 떠올리면서 그때는 어떻게 헤쳐 나왔는지를 생각해 보세요. 사람은 누구나 두려움과 불안, 스트레스, 분노와 좌절, 죄책감, 고독감, 우울감, 상실감과 애도하는 마음을 경험합니다. 만약 당신이 과거에 심한 우울감이나 불안을 경험했다면, 이번에는 그런 감정에 좀 더 강하게 빠질 가능성이 있고 전문가의 도움이 필요할 수도 있습니다.

배우자인 나도 두렵고 불안할 수 있습니다.

암 치료와 예후는 최근 들어 현저히 개선되고 있으나 돌봄은 여전히 힘든 과정입니다. 치료 효과, 부작용, 검사 결과 및 장기 예후 그리고 진단과 치료 과정이 가족과 친구들에게 미칠 영향에 대한 걱정은 자연스러운 것입니다. 암에 관한 지식이 많아지면, 이 상황에 대한 조절감이 올라갈 수 있지만, 오히려 그 정보에 압도당할 수도 있습니다. 그러니 마음이 견딜 수 있는 만큼만 알아보세요. 또한 반드시 검증된 정보를 확인하시기 바랍니다.

배우자인 나도 스트레스를 받습니다.

환자를 돌보면서 스트레스가 쌓이기 마련인데, 익숙하지 않은 상황이기 때문입니다. 수면장애, 두통, 긴장감, 식욕 감퇴와 속이 더부룩함, 피로감과 편치 않은 느낌 등의 신체 증상 그리고 압도당한 느낌, 급격한 기분 변화, 짜증스러움, 생각과 고민의 증가, 자신감 저하 등의 정신 증상이 생길 수 있습니다. 스트레스가 지속되면 지치고 소진되고 조절감을 상실하고 압박감이 커지게 됩니다.

배우자인 나도 화가 나고 좌절할 수 있습니다.

여러 가지 이유로 분노와 좌절을 느낄 수 있습니다. 돌봄 제공자 역할을 해 왔고 지금도 하고 있다는 점, 별도의 책임을 수행하고 있다는 점, 진료 및 건강관리 체계가 복잡하고 혼란스러운데 그 길을 매번 찾아가야 한다는 점 때문에 좌절하게 됩니다. 또 가족과 친구들이 더 많은 도움을 줄 수 있다고 믿으니까 오히려 기대에 부응하지 못하는 느낌이 들어 화가 나기도 합니다. 그 밖에 당초에 계획했던 일이 흐트러져서, 부부 관계의 양상이 바뀌어서, 잠을 푹 못 자서, 즐겁게 해 왔던 활동을 할 시간이 없어져서, 환자의 기분 변화, 분노, 좌절에 부응하기 버거워서, 다른 가족을 돌봐야 하는 책임감이 부담스럽고 직장생활과 균형 잡기가 힘들어서, 환자가 당신의 돌봄이나 희생에 별로 고마워하지 않는다는 느낌이 들 때 힘들어집니다.

배우자인 나도 죄책감을 느낄 수 있습니다.

죄책감은 가장 흔히 경험하는 정서입니다. 암 환자에게 화를 내는 것, 잠깐 쉬는 것 혹은 쉬어야 한다는 생각 자체, 환자는 힘든데 배우자인 나는 잘 지내는 것, 환자의 상태를 더 좋게 할 수 없는 현실, 제때 제대로 된 이야기를 하지 못하고 엉뚱한 때 엉뚱한 행동을 한 경우, 누군가를 돌보고 있지만 실제로는 하기 싫은 경우, 완벽하게 혹은 충분하게 수행하지 못한다고 느껴질 때 죄책감이 들 수 있습니다.

배우자인 나도 외로움을 느낄 수 있습니다.

돌봄 제공자로 자신이 고립된 느낌이 들 수 있습니다. 친구와의 만남 등 사회관계를 유지하기에는 너무 바쁘고, 그렇게 하려는 자기 모습에 죄책감을 느낄 수도 있습니다. 친구들이 당신을 찾는 일이 줄어들기도 할 것입니다. 어떻게 위로해야 할지 모르거나 뭔가 바쁠 것이라 예상하기 때문입니다. 암 환자와 지내는 시간이 많

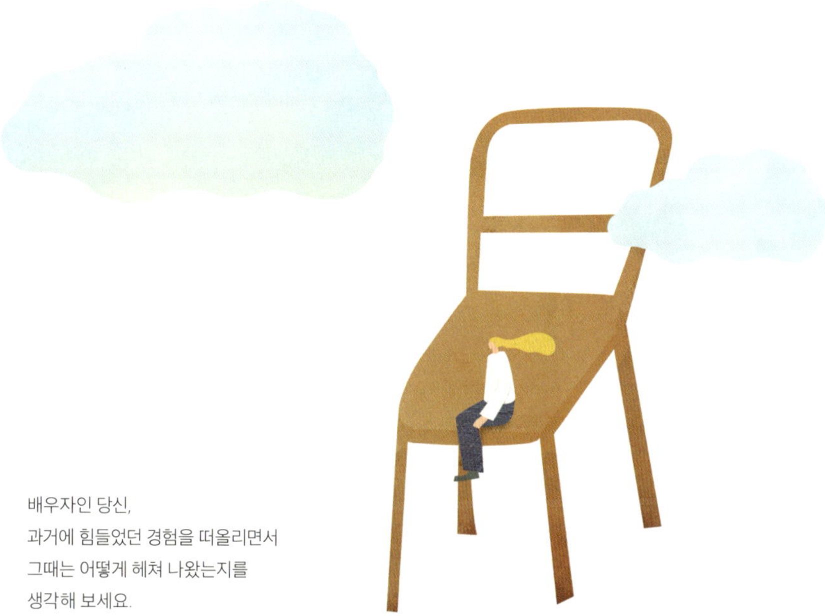

배우자인 당신,
과거에 힘들었던 경험을 떠올리면서
그때는 어떻게 헤쳐 나왔는지를
생각해 보세요.

아지니 자연스럽게 사회관계에 관심이 줄어들고, 주변에 당신을 지지해 주는 사람이 있는데도 고독감을 느낄 수 있습니다.

'누구도 내 마음을 헤아릴 수 없다'는 느낌은 흔히 있는 정상적인 정서 반응입니다. 이럴 때는 같은 처지인 사람과 접촉을 유지하는 게 도움이 될 것입니다.

배우자인 나도 우울해질 수 있습니다.

암 진단을 받게 되면 기분이 가라앉고 슬퍼집니다. 상실과 실망감은 자연스러운 반응입니다. 배우자인 당신의 삶에 깊은 영향을 주지는 않더라도 얼마간 이 마음이 지속되기도 합니다. 그러나 이 상태가 수 주일 넘게 지속된다면 아침에 일어나기 힘들고 좋아하던 일과 활동에 관심과 흥미를 잃게 되며 우울해집니다. 흔히 있는 일이니, 규칙적인 생활 패턴을 유지하고 정해진 시간에 산책이나 가벼운 운동을 해 보세요. 그래도 우울감이 지속되면 전문가의 도움을 요청하십시오.

배우자인 나도 상실감과 애도하는 마음에 빠질 수 있습니다.

상실감은 배우자가 죽음을 맞이한 경우뿐만 아니라 배우자가 암을 진단받았을 때도 생깁니다. 또한 만족스러웠던 직장생활, 정기적으로 해 오던 운동 등 다양한 사회 활동을 하지 못하게 되었을 때도 자연스럽게 발생합니다. 당연하게 여기던 것들을 상실하고, 새로운 상황을 당연시하며 거기에 적응해야 하는 자기의 처지에 대한 애도는 비정상적인 게 아닙니다.

암 환자와의 관계가 변했다고 느낄 수 있습니다. 성생활이나 신체적 친근감이 달라졌다는 생각이 들기도 할 것입니다. 이는 역할 변화나 새로운 책임감으로 인해 환자와 당신 사이에 스트레스가 생겼기 때문일 것입니다.

배우자인 나, 힘든 마음에 어떻게 대처해야 하나요?

스스로의 건강을 유지하세요.

돌봄 제공자는 스스로 안정을 유지해야 자신에게 닥쳐오는 몸과 마음의 부담에 대처할 수 있습니다. 우선, 건강에 도움이 되는 식사를 하십시오. 입원한 배우자를 돌보는 경우 지방과 설탕이 많은 패스트푸드는 되도록 줄이고, 집에서 먹거리를 가지고 오거나 병원에서 제공하는 보호자 식사를 하세요. 둘째, 충분히 쉬고 잠을 잘 자야 합니다. 낮에 짬이 나면 잠깐이라도 쉬세요. 셋째, 긴장을 풀기 위해서라는 핑계로 음주나 흡연을 해서는 안 됩니다. 당장은 도움이 되는 것 같지만 곧 다른 문제를 유발하게 됩니다. 넷째, 매일 30분 정도는 산책, 달리기, 수영 등의 활동을 하세요. 활력이 생기고 기분도 나아질 것입니다. 건강검진도 꼭 받아야 합니다. 무엇보다 가족, 친구와 접촉을 유지하는 게 중요한데, 사람과 어울리면 스트레스도 줄고 다양한 주제에 대해 이야기할 기회가 생깁니다.

돌봄의 가치를 중요하게 여기세요.

돌봄의 가치를 인식하면 기분도 한결 나아지고 만족감도 올라갑니다. 새로운 기술도 배우게 되고 사랑을 표현하기 때문에 부부관계 역시 강화됩니다.

경계와 한계를 분명히 정하세요.

내가 어디까지 마음 편히 도와줄 수 있을지, 어느 정도의 부담을 감당할 수 있을지, 할 수 있는 일과 하기 힘든 일 등을 잘 알아야 합니다. 환자를 씻기기 어려우면 정기적인 간병 서비스를 신청하고, 환자에게 하기 힘든 이유를 잘 이야기해야 합니다.

시간을 관리하세요.

수첩이나 핸드폰을 이용해서 필요한 정보를 취합하고 약속을 챙기세요. 또한 여러 역할을 동시에 수행해야 하는 경우에는 일의 우선순위를 정해야 합니다.

삶의 의미, 종교 등을 찾아보세요.

삶의 의미를 발견하고 종교에 의지하는 것도 좋은 방법입니다. 목사님, 신부님, 스님과 이야기해 보세요.

불확실한 것을 견디세요.

암 치료를 받다 보면 예측할 수 없는 경우가 늘어나서 미래를 계획하기 어렵습니다. 예측할 수 없다는 것이 스트레스가 됩니다. 그러니 지금 당신이 관리할 수 있는 것에 집중해야 합니다. 당신이 조절할 수 없는 일은 그대로 놔두는 것이 오히려 활력에도 도움이 되고 정신력을 유지하는 데도 좋습니다.

일지를 쓰세요.

무슨 일이 일어났는지 써 내려가다 보면 좌절감이나 걱정이 줄어들곤 합니다. 기록을 다시 읽으면 언젠가는 더 나아질 것이라는 희망도 보이고 새로운 시각도 갖게 됩니다. 물론 지금까지 내가 대처해 온 일들을 떠올려 보면 어떤 상황에서 어떤 방법이 도움이 되었는지도 알게 될 것입니다.

신뢰할 수 있는 정보를 믿으세요.

암 치료에 대한 지식이 쌓이면 여러모로 도움이 됩니다. 그러나 현혹되지 마세요. 유튜브 등에 떠도는 특효약이나 치료법에 대한 소개가 신뢰할 만하다면 왜 병원에서 그러한 치료를 제공하지 않겠습니까?

다른 사람에게 도움을 요청하세요.

이는 매우 중요한 사항인데, 환자 돌보기가 점점 힘들어지고 신체적 부담이 느껴지면 도움을 청해야 합니다. 당신이 나이가 들어서일 수도 있고 건강에 문제가 생겼을 수도 있습니다. 환자에게 미안한 마음, 실망하게 되는 상황이 두렵더라도 이에 대해 부부 사이에 솔직히 소통하고 다른 사람에게 도움을 요청하세요. 또한 정서적으로 지친다는 느낌이 강하면 정신건강의학과에서 상담을 받아야 합니다.

쉬어 보세요.

간병 서비스를 이용하거나 요양병원에 입원하거나 완화의료의 도움을 받을 수도 있습니다. 수 시간에서 수일 동안 도움을 받는 것도 괜찮습니다. 당신의 건강을 돌보기 위해, 친구나 다른 가족을 만나기 위해, 편히 잠들기 위해, 장을 보기 위해, 경조사에 참석하기 위해 이런 도움을 받을 수 있습니다.

다시 새로운 상황에 적응하세요.

돌봄 제공자의 역할이 끝나도 힘든 마음은 저절로 사라지지 않습니다. 많은 배우자가 돌봄 제공의 필요성이 없어질 때가 가장 어려운 시기라고 말합니다. 상실감이 찾아오고 자신이 더 이상 필요 없는 사람이라는 생각도 들었다고 합니다. 환자는 회복하고 나면 얼마나 많은 시간과 노력을 기울였는지 금세 잊어버리는데, 이것이 당신에게 상처가 될 수 있습니다. 막상 회복되었다는 좋은 소식에도 불구하고 이제는 암 생존자가 된 환자가 별로 기뻐하지 않는 것처럼 보이면 당혹스러울 것입니다. 이제 다시 새로운 보통의 상황에 적응해야 합니다. 서로 자신의 기분과 느낌에 대해 솔직하게 소통하는 것이 매우 중요합니다.

이럴 때는 정신건강의학과 등 전문적인 도움을 받으세요.

배우자인 나도 다음과 같은 경험을 할 때는 전문가에게 찾아가서 도움을 받아야 합니다.

- 매일 하던 일을 하기 힘들어질 때
- 예전에 즐겁고 재미있어하던 활동이 하기 싫어질 때
- 거의 하루 종일 우울할 때
- 술이나 에너지음료에 의지하기 시작할 때
- 입맛이 없고 식사가 불규칙해질 때
- 잠을 너무 많이 자거나 잠이 잘 안 올 때
- 화가 자주 나고 그래서 다른 사람에게 상처를 준 것은 아닌지 걱정될 때
- 자해하거나 세상에서 떠나고 싶어질 때

참고문헌

1. Carlson LE, Bultz BD, Speca M, Pierre M. Partners of cancer patients: part I. impact, adjustment, and coping across the illness trajectory. Journal of Psychosocial Oncology 2000; 18: 39-63.
2. Girgis A, Lambert S, Johnson C, Walker A, Currow D. Physical, psychosocial, relationship, and economic burden of caring for people with cancer: a review. Journal of Oncology Practice 2013; 9: 197-202.
3. 김계숙, 김진욱. 암 환자 가족의 돌봄 경험, 돌봄 시간, 만성질환 여부가 삶의 질에 미치는 영향: 사회적 자본의 조절효과를 중심으로. 보건사회연구 2018; 38: 57-97.
4. https://med.stanford.edu/survivingcancer/cancer-and-stress/when-your-spouse-has-cancer.html

소아 암 환자 부모의 마음건강

: 아이가 암에 걸렸을 때, 나는 어떻게 해야 하나요?

송동호 세브란스 어린이병원 소아정신과 교수

이정한 세브란스 어린이병원 소아정신과 교수

소아 청소년 시기에 자녀가 암 진단을 받는 경우, 암의 진단과 치료, 그리고 그 이후의 과정에서 아이들과 가족들이 겪는 심리사회적 영향은 암의 종류와 관계없이 매우 큽니다. 또한 자녀의 암 진단으로 인한 부모의 심리적 고통은 질병에 대한 부모의 적응뿐 아니라 자녀의 치료에도 부정적인 영향을 미칠 가능성이 높습니다. 이에 암을 진단받은 자녀와 그 가족들은 진단 초기부터 그 이후 겪어 가는 과정에서 체계적인 심리적 평가를 받아야 합니다. 필요에 따라서는 적극적인 심리 지원을 받는 것이 중요합니다.

평소에 회복탄력성이 좋고 정서적으로 건강한 부모라 할지라도 자녀의 암과 관련된 스트레스는 일시적으로 매우 클 수 있으며,

가족 적응의 긍정적 요인들

- 암 진단 전 가족 내 정신 병리(우울, 불안, 환청, 망상 등)가 없는 경우
- 가족이 한마음으로 뭉치고, 가족 안에서 문제가 생길 때 유연하게 대처하는 경우
- 가족 구성원이 자신의 욕구와 역할을 암 치료 과정에서 요구되는 바에 맞추어 재구성하고 균형을 이루는 경우
- 경제적 문제를 어렵지 않게 해결할 수 있는 경우
- 명확한 가족 경계(family boundary: 가족 구성원들 간의 개인차, 세대차가 인정되고 각자의 역할이 명확히 분담되어 있다).
- 개방적이고 효과적인 의사소통
- 적극적인 대응
- 강력한 영적 믿음 체계
- 넓은 범위의 가족, 교회, 직장, 사회에서 얻을 수 있는 사회적 도움

가족 적응의 부정적 요인들

- 한 부모 가정
- 가족 내 갈등
- 부부간 불화
- 경제적 어려움
- 암 진단에 대하여 자신이나 타인을 완고하게 비난하는 자세
- 언어 장벽 혹은 문화의 차이
- 사회적 지원의 결여

이는 질병이라는 현실과 함께 '새로운 일상'으로 천천히 회복되곤 합니다. 이 과정에서 부모의 개별적인 정서적 문제, 스트레스, 사회경제적 상태 및 주변의 문제들은 부모 개인의 회복을 더디게 만들 뿐 아니라 자녀의 암 치료, 투병 중인 자녀 혹은 형제자매의 양육에 부정적인 영향을 미쳐 장기적인 가족의 기능에 해를 입히기 때문에, 부모는 자녀의 암 진단 시점부터 정신건강에 대한 지원을 받는 것이 좋습니다.

암 투병 시기에 따라서 부모의 역할은 어떻게 달라지나요?

소아 청소년의 암 진단은 자녀 양육 과정에서 발생하기 때문에 양육자의 양육 방식에 혼란을 불러옵니다. 그뿐 아니라 치료 역시 평균 1~3년 정도 지속되므로 장기적인 안목에서 여러 가지 상황의 변화에 대처해야 하는 어려움도 함께 찾아옵니다. 게다가 자녀의 암 진단으로 인한 심리사회적 고통은 암 진단 및 급성 치료 시기에만 국한되는 것이 아니라 암으로 인한 후유증, 치료의 부작용, 인지 기능 저하 등 다양한 상황에 대처하는 중에도 계속됩니다. 그렇기 때문에 가족의 암 투병 과정은 개인의 역량에 의존하는 것보다는 적절한 교육과 전문가의 지원이 동반되어야 합니다.

진단 및 급성 치료기

가족의 역할

- 가족의 역할을 일시적으로 재정비한다.
- 가족 내 구성원들의 영향력과 책무를 상황에 맞추어 변화시킨다.
- 가족이 서로 지원하고 지지해 준다.
- 암 진단을 받은 자녀의 신체 변화에 적응한다.
- 진단 전의 가족의 삶이 없어진 것에 대해 함께 애도한다.
- 치료적 요구와 가족 내 관습 사이의 균형을 맞춘다.

진단 및 급성기 치료가 시작되는 이 시기는 가족들에게 몹시 혼란스러운 기간입니다. 이 시기에 잘 대응하기 위해 부모는 방대한 양의 의학적·치료적 정보들을 수집하여 통합해야 하며, 중요한 치료적 의사결정은 되도록 빨리 내리는 것이 좋습니다.

병원 생활과 관련된 실용적인 노하우를 익히고, 병원 생활과 일상생활 사이의 균형을 잡을 수 있도록 노력해야 합니다.

또 가족 내 관계 변화와 경제적 압박, 그리고 의사소통 과제에 대해 신경을 쓰고, 지원받을 수 있는 치료적·사회적·경제적인 도움을 적극적으로 수용해야 합니다.

무엇보다 고통스럽고 공포스러울 수 있는 암 치료를 겪어 내고 부작용을 견디며 약을 먹어야 하는 자녀를 지지해 주어야 합니다. 자녀가 우울하거나 비협조적으로 행동하지는 않는지, 분노를 표현하지는 않는지 점검하고 그 또한 지지해 주어야 합니다. 부모 각자, 그리고 배우자의 정신건강을 관리하는 것도 매우 중요합니다. 자녀의 진단 과정에서 올 수 있는 정신적 충격, 불안, 자녀를 잃을 수 있다는 공포 등을 적절히 조절하고 필요할 경우 전문가의 도움을 받아 잘 대처해야 합니다.

만성 치료 및 재활 시기

가족의 역할

- 각자가 이전의 역할과 책무를 되찾는다.
- 학교 복귀를 돕는다.
- 동료들과의 합류를 돕는다.
- 암 치료 후 자녀의 기능적 한계에 적응한다.
- 재발의 불확실성을 견디며 살아간다.

암 치료는 짧게는 수개월에서 수년까지도 지속되고, 그 사이 여러 어려움(부작용, 합병증 등)이 동반될 수 있습니다. 이 과정에서 부모는 반복되는 치료와 입퇴원으로 인해 상당한 피로감을 느끼게 됩니다. 이러한 피로에 대처하고 여기에 동반되는 정서적 반응을 잘 다스리는 것이 이 시기의 부모에게 가장 중요한 일 가운데 하나일 것입니다. 또한 자녀의 증상이 호전과 악화를 반복하는 상황에서 일-가정-병원의 균형을 맞추는 것은 이 시기에 맞닥뜨릴 수 있는 중요한 과업이라 할 수 있습니다.

치료를 종료하게 되면, 병원 생활을 뒤로하고 삶을 재정비해야 합니다. 이 과정에서 자녀와 부모는 물론 기쁘지만, 의료진이나 치료와 같은 '안전망'에서 벗어나는 것에 대해 불안감을 호소하기도 합니다.

아이는 '암 환자'나 '특별한 대상'이 아닌 건강한 아이로서 대접을 받아야 하며, 이러한 변화에 잘 적응할 수 있도록 부모가 지원해야 합니다. 이와 동시에 자녀의 생활이 정상화됨에 따라 형제자매의 부모에 대한 요구가 늘어날 수 있으므로 이에 대해서도 적절히 대응해야 합니다.

이 시기에 자녀는 재발에 대한 두려움과 함께, 그동안 암 투병/치료 과정에서 생긴 후유증에 적응해야 합니다. 이는 병이 생기기 전에 계획했던 미래 계획이 좌절됨을 뜻하기도 하는데, 부모는 이에 대해 함께 애도하면서도 긍정적인 자세를 견지해야 합니다.

재발

가족의 역할

- 역할을 재조정한다.
- 앞으로의 예후에 대해 미리 대비한다[예기 애도(Anticipatory grief)].

암이 재발했을 때의 정서적 반응은 자녀와 부모 모두에게 진단 당시보다 더 강렬할 수 있습니다. 앞으로의 예후에 대한 두려움이 몰려옴과 동시에, 다시 치료, 투약 및 시술의 새로운 루틴에 적응하고 집-병원-일 사이의 균형을 잡아 가야 합니다. 아주 힘든 시기가 되겠지만 전문가의 도움을 받아 적극적으로 타개해 나가는 것이 중요합니다. 무엇보다 긍정적인 마음을 유지할 수 있도록 해야 합니다.

말기

가족의 역할

- 자녀의 상실이 임박했음을 수용하고 통합한다.
- 가족 구조의 영구적 변화를 준비한다.
- 부모로서의 역할의 잠재적 상실과 변화에 대해 준비한다.
- 자녀의 죽음 이후의 삶을 계획한다.

자녀가 말기에 이르게 되면, 치료의 초점과 의사결정이 적극적인 치료에서 완화 치료로 옮겨 가는 것을 받아들여야 합니다. 가족들이 느끼는 무력감, 분노, 상실의 슬픔 등에 대해 서로 이야기 나누고, 형제자매, 조부모 및 친구들의 도움을 받아 자녀에게 의미 있는 작별 인사를 하는 게 도움이 될 수 있을 것입니다.

아이와 의사소통은 어떻게 해야 하나요?

암을 진단받은 자녀와의 적절한 의사소통은 아이의 불안감을 낮추고 아이가 부모를 치료의 동반자로 여길 수 있도록 도와줍니다. 또한 치료 과정에서의 부작용, 어려운 치료적 선택, 재발과 같은 어려운 순간에도 자녀와의 적절한 의사소통은 해결책 마련에 가장 큰 단서가 됩니다. 소아 청소년은 그 발달 단계에 따라 상황을 이해하고 생각할 수 있는 수준이 다르기 때문에 진단 및 치료 당시의 나이를 고려하여 의사소통에 임하는 것이 중요합니다.

2~5세

이 나이 때 아동은 자아중심적이고, 마술적 사고를 하며, 충동적이면서도 의사결정은 양육자에게 의지합니다. 이들은 아직 시간에 대한 개념이 잘 잡혀 있지 않고, 현실과 판타지를 구분하기 어렵습니다. 그렇기 때문에 대화는 간단하고, 직접적이면서도 명확해야 합니다. 한 번에 많은 양의 정보를 전달하려고 하기보다는 조금씩 나누어 설명하는 것이 좋고, 같은 내용도 반복해서 이야기해 준 다음에 되물어서 얼마나 이해했는지를 확인해야 합니다. 시간에 대한 개념이 명확하지 않기 때문에 미래에 일어날 일까지 이야기하기보다는 당장에 벌어질 일, 가까운 미래에 벌어질 일에 관해서만 이야기하는 것이 좋습니다.

예)

백혈병 진단: "너의 피가 잘 작동을 하지 않아서 고쳐야 해."

고형암 진단: "덩어리가 네 몸속에 자라고 있어서 우리가 이것을 없애야 해."

6~11세

이 나이 때에는 구체적 사고를 하기 시작하고, 생물학적인 사실에 대해 이해를 할 수 있는 능력이 향상됩니다. 그래도 여전히 마술적 사고를 하기도 하며, 자신이나 다른 무언가가 병의 원인이 되지는 않았을까 궁금해하기도 합니다. 그렇기 때문에 병과 치료에 대해 좀 더 생물학적 사실을 기반으로 자세하게 설명해 주는 것이

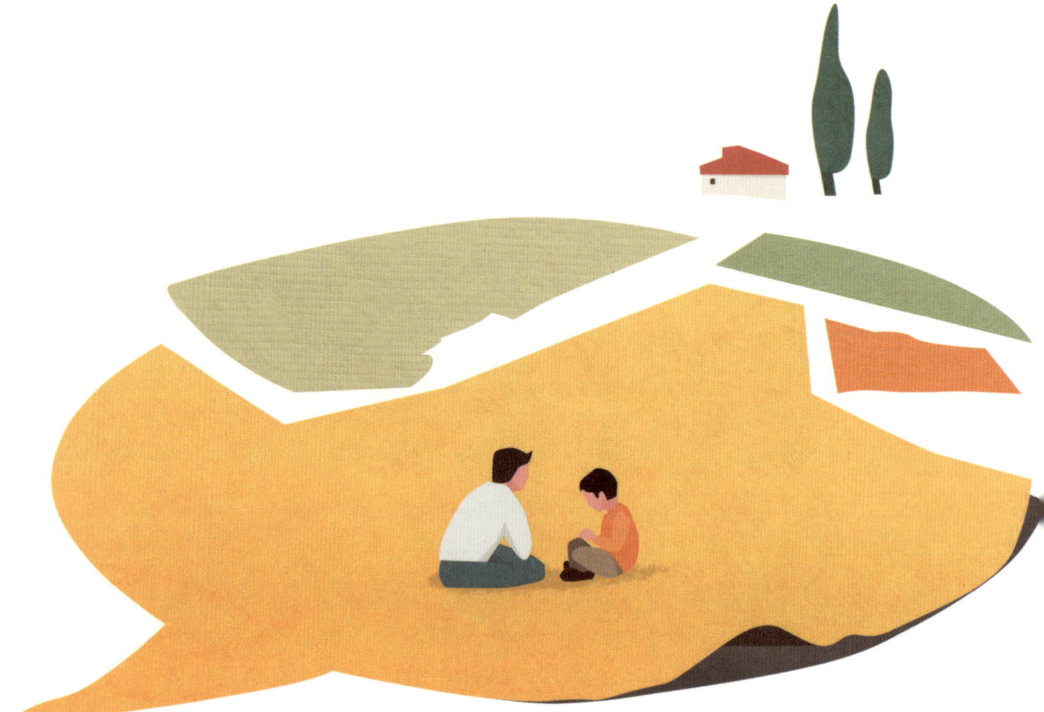

아이는 '암 환자'나 '특별한 대상'이 아닌
건강한 아이로서 대접을 받아야 하며,
이러한 변화에 잘 적응할 수 있도록
부모가 지원해야 합니다.

도움이 될 수 있습니다.

예)
백혈병 진단: "우리의 피는 백혈구, 적혈구, 혈소판 등으로 구성이 되어 있어." 각각의 기능에 대해 설명한다. "너의 몸에서는 지금 너무 많은 백혈구가 만들어져서 다른 세포들이 자기가 할 일을 못 하게 막고 있는 거야."

12~17세

청소년기는 추상적인 사고가 늘어나고 여러 가지 일상적인 기술이 늘어나면서도 감정적 취약함, 기분의 기복 등이 동반되는 격변의 시기입니다. 이 시기 청소년과의 대화에서는 청소년의 독립성을 통제하거나 존중해 주는 것이 가장 주된 이슈입니다. 청소년과의 대화는 투명하고 직선적이어야 하며, 의학적 정보를 최대한 공유하여 파트너로서 함께 치료 방향을 고민할 수 있도록 해야 합니다. 치료의 전체 과정이 처음부터 공유되어야 하며, 치료 중 겪게 되는 부작용 등에 대해서도 즉각적으로 소통을 하는 것이 좋습니다.

형제자매의 스트레스, 어떻게 돌봐야 할까요?

자녀의 암 진단은 그 형제자매에게도 영향을 미쳐서 불안, 우울 혹은 외상후스트레스장애까지 일으킬 수 있습니다. 이는 그들의 학업 및 일상생활에 지대한 영향을 미치게 됩니다. 이러한 형제자매의 스트레스는 진단 후 첫 일 년 동안 점차 호전된다고 알려져 있으나, 암의 경과에 따라 다시 악화될 수 있으므로 형제자매에 대한 지원도 암 치료 과정 동안 꾸준히 지속되어야 합니다.

형제자매는 질투, 건강에 대한 걱정, 분노, 외로움, 고립, 죄책감, 신체 증상, 학교 문제 등 다양한 반응을 보일 수 있습니다. 그런데 여러 문제에도 불구하고 가족들과 더 돈독해지거나 타인의 고통을 더 잘 이해할 수 있는 세심함을 지닌 사람으로 성장하기도 합니다.

때로는 형제자매가 질병 자체에 대해 혼란스러워하는 모습을 보이고, 여러 가지를 궁금해합니다. 이에 대해 적절한 설명이 주어지지 않으면 두려움이 커지고, 미숙한 지각으로 인해 병에 대해서 자신만의 상상을 하거나, 이로 인해 부적절한 책임감이나 건강에 대한 두려움을 느끼게 되기도 합니다.

그러므로 형제자매가 질병에 대해 궁금해할 경우 그 자체를 수용하고 나이에 적합한 표현 방식으로 설명해 주어야 합니다. 또한 질병과 관련해 새로운 상황이 생기면 공유하고, 각자가 받아들이는 바를 확인하는 것이 중요합니다. 건강한 형제자매에게도 가족들이 신경을 쓸 수 있도록 서로 독려하고, 부모는 형제자매와 함께 이야기할 개별적인 시간을 마련하는 것이 좋습니다. 가족의 중요한 결정에는 형제자매도 참여를 시키고, 건강한 형제자매 역시 때로는 행동 문제나 퇴행을 보일 수 있으므로 이를 잘 살피고 도와주어야 합니다.

나와 아이와 가족을 위하여

소아 청소년이 암을 진단받고 치료를 받게 되는 과정은 당사자뿐 아니라 부모를 포함한 가족들의 생활에도 큰 변화를 주기 마련입니다. 그 과정에서 가족 구성원 간의 관계가 변하기도 하고, 생활 환경도 크게 달라질 수 있습니다. 아이와 부모, 가족 모두가 견뎌낼 수 있는 가장 좋은 방법은 상황에 대한 현실적인 수용과 유연한 대처일 텐데, 이를 위해서는 가족 간의 적절한 상호 소통이 필수적입니다. 이 과정에서 전문가들의 지원은 가족의 노력에 버팀목 역할을 할 수 있으리라 생각합니다. 나와 아이와 가족을 위하여, 꼭 전문가의 도움을 받아 힘든 시기를 넘어갈 수 있기를 바랍니다.

참고문헌

1. Wiener, Lori, et al., eds. Pediatric psycho-oncology: A quick reference on the psychosocial dimensions of cancer symptom management. Apos Clinical Reference Handbo, 2015.

2. Shaw, Richard J., and David R. DeMaso. Clinical Manual of Pediatric Consultation-Liaison Psychiatry: Mental Health Consultation With Physically Ill Children and Adolescents. American Psychiatric Pub, 2019.

3. Sultan, S., et al. “A systematic review on factors and consequences of parental distress as related to childhood cancer.” European journal of cancer care 25.4 (2016): 616-637.

4. Kazak, Anne E., et al. "Psychosocial assessment as a standard of care in pediatric cancer." Pediatric blood & cancer 62.S5 (2015): S426-S459.

암 환자 성인 자녀의 마음건강

: 부모님이 암에 걸렸을 때, 나는 어떻게 해야 하나요?

오주영 강남세브란스병원 정신건강의학과 교수

부모님이 암이라는 진단을 받았을 때, 자녀는 다양한 심리적 반응을 경험하게 되고 실제 자녀의 삶에도 여러 가지 변화가 일어납니다.

보통은 초기 성인기에 이미 심리사회적, 경제적 독립이 이루어진 다음에 부모의 암 진단을 마주하게 되는 경우가 많습니다. 이때 부모님에게 돌봄을 제공하는 과정은 때로는 소원해진 부모와의 관계를 다시 강화하는 계기가 되기도 합니다. 그러나 한편으로는 자녀의 인생에서 자유와 새로운 기회를 제한하는 걸림돌이 되는 상황으로 이어지기도 합니다.

부모를 돌보는 사람으로서 자녀가 걱정하는 것은, 우선 한정된 시간과 자원으로 어떠한 지원을 제공해야 하는지일 것입니다.

특히 이 시기에 자녀들은 활발하게 사회생활을 하는 경우가 많고, 가족들이 아닌 친구, 직장 동료와의 관계가 주된 사회적 네트워크일 것입니다. 그러니 새롭게 생기는 책임과 감정을 나눌 대상이 상대적으로 더 부족해지면서 혼자라는 느낌이 들 수도 있습니다. 따라서 부모님이 암 진단을 받았을 때, 자녀 스스로의 정신건강을 관리하고 부모님과의 관계를 안정적으로 유지하기 위한 방법에 대한 이해가 필요합니다.

부모가 암 진단을 받고 돌봄을 제공하는 과정은 때로는 소원해진 부모와의 관계를 다시 강화하는 계기가 되기도 합니다.

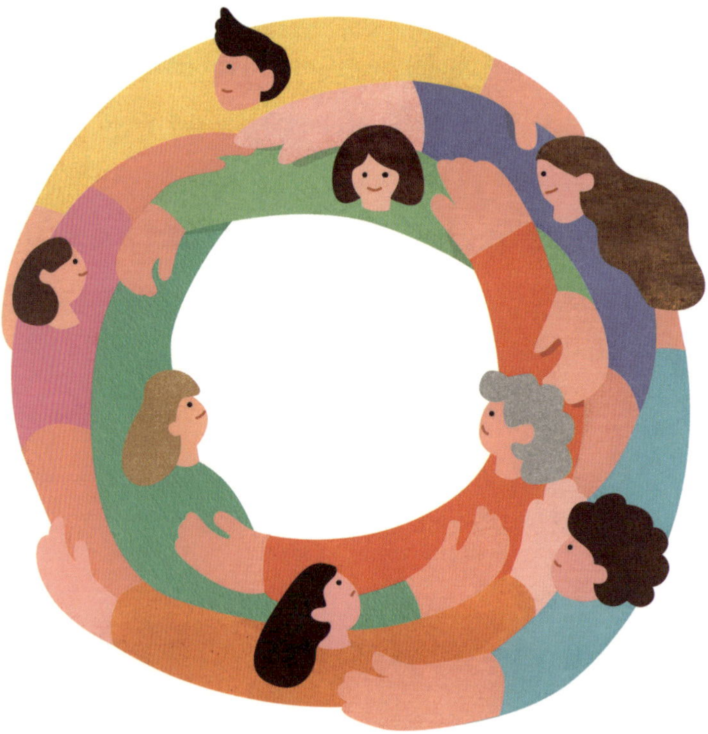

암 진단을 받은 부모님과는 어떤 이야기를 나누어야 하나요?

암을 진단받은 당사자를 포함하여 부모, 형제, 기타 가족들과 암에 대해 적극적으로 이야기하고 소통하는 것이 매우 중요합니다. 이러한 상황을 회피하고 싶은 심리가 작용하여 많은 사람이 적절한 소통의 기회를 놓치고 맙니다.

어려운 주제에 관해 이야기하는 게 힘들고 어색할지라도 가족 구성원 각자가 현재 우려하는 점은 무엇인지 털어놓아야 합니다. 또 향후 치료 및 재활 과정에서 각자가 무엇을 기대하고 필요로 하는지에 대해 충분히 대화함으로써 서로 깊이 이해할 수 있어야 합니다.

서로 급하거나 정신없는 시간에 이러한 논의를 하면 좋은 결론이 나오기 힘들므로 모든 가족 구성원이 여유 있는 시간에 정기적으로 회의를 하는 것이 좋습니다.

암 진단을 받은 부모님에게는 치료 과정 중에 바라는 점이 무엇인지 지속적으로 확인해야 합니다. 치료를 받는 부모님의 권리와 소망을 존중하고, 건강과 관련해서 되도록 스스로 결정을 내릴 수 있게 도와야 합니다.

부모님이 고령으로 인지 기능이 떨어지거나 신체가 쇠약한 상태라면, 치료 과정에 대해 자녀가 주도적으로 치료진과 상의하는 경우가 많습니다.

국내에서는 암 환자를 진료하는 의사들이 노인 암 환자에게 직접 암 진단을 고지하는 경우가 매우 드물다는 연구 결과가 있습니다. 따라서 부모님의 암 진단을 자녀가 먼저 알게 된 경우, 이 사실을 부모님에게 알려야 하는지 갈등을 겪는 경우도 많을 것입니다. 우리나라는 전통적으로 노인을 공경하는 유교적 관습이 강한 편이지만, 오히려 노인을 과보호하거나 통제하는 가족문화가 형성되어 있기도 합니다.

가족들과 의사를 포함한 치료진이 노인 환자에게 암 진단을 사실대로 알리기를 꺼리는 것, 치료를 계획하고 상의하고 진행하는 과정에서 젊은 환자들과 다른 태도를 취하는 것은 일종의 노인 차별입니다.

암 진단을 받은 부모님이 자신의 현재 상태를 잘 알고 암의 치료 과정에 대한 만족도가 높을수록 향후 삶의 질이 더 높아지는 건 당연합니다. 대부분의 부모님은 치료 과정에서 자신이 배제되는 것을 원치 않으며, 자신의 병명과 상태를 정확하게 알고 싶어 합니다. 여러 가지 치료 방법과 치료에 따라 동반되는 증상, 부작용 들을 제대로 이해함으로써 암을 치료하는 과정에서 겪는 여러 상황에 적절하게 대응할 수 있기 때문입니다.

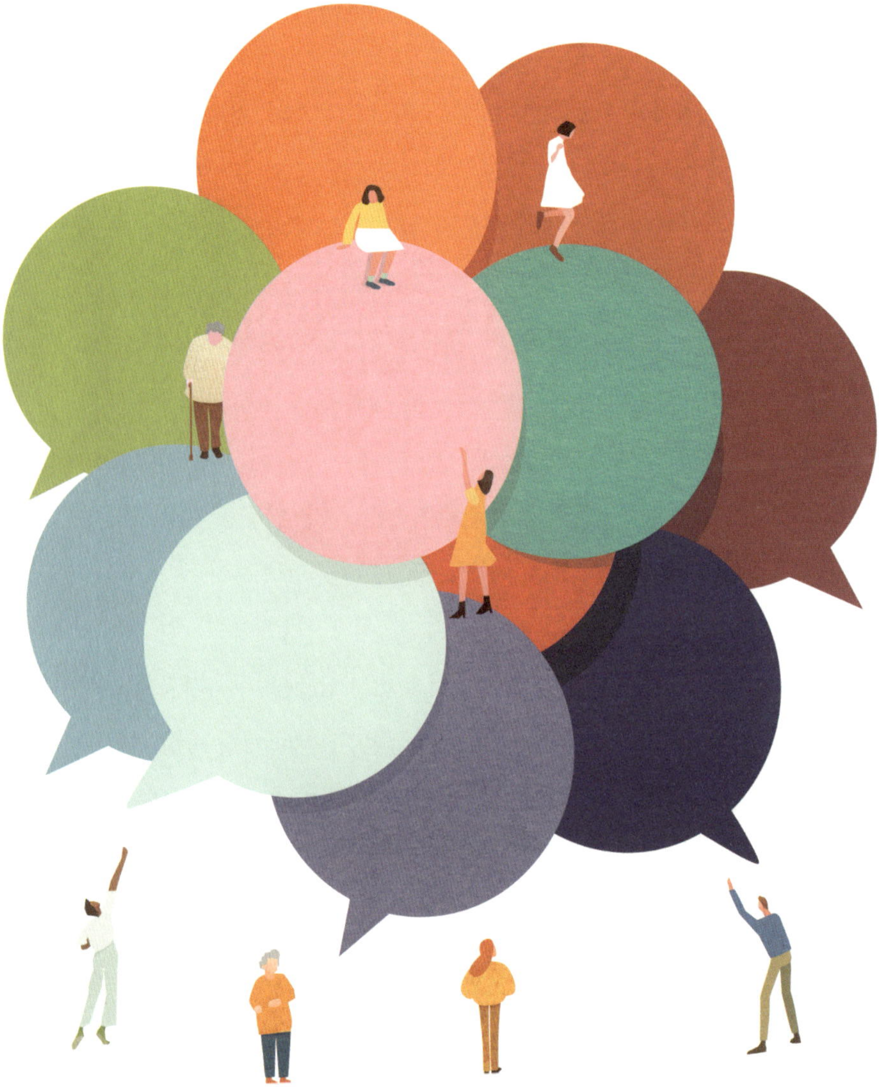

부모님이 받을 충격을 걱정하여 암 진단을
쉬쉬하는 것은 좋지 않습니다.
대부분의 부모님은 치료 과정에서
자신이 배제되는 것을 원치 않으니까요.

금전적인 문제는 어떻게 논의해야 하나요?

치료 과정에서 부모님이 고집을 부리시거나 자녀, 치료자의 권유를 잘 따르지 않는 데에는 다양한 이유가 있을 것입니다. 앞서 언급한 것처럼 본인의 병에 대해 충분한 설명을 듣지 못했거나 이해가 되지 않은 경우, 당연히 치료 과정에서 협조가 잘되지 않을 것입니다.

그뿐만 아니라 경제적인 부분도 부모님이 고집을 부리시는 중요한 이유일 수 있습니다. 실제로 암 병동에서 가족 간에 실랑이가 벌어지는 경우가 많이 있는데, 건강보험이 적용되지 않는 비싼 비급여 치료나, 신약 임상시험에 참여하는 것 등 다양한 이슈가 발생하곤 합니다.

부모님은 경제적인 부담을 걱정할 수밖에 없습니다. 암 자체보다 치료비로 인한 걱정, 자녀의 미래 재정 상태에 대한 걱정으로 심리적인 위기 상태를 경험하는 환자들을 "심리적 재정 독성(financial toxicity)" 상태에 놓여 있다고 말합니다. 이는 비싼 항암 치료를 받는 암 환자가 겪는 금전적인 문제가 항암제의 독성만큼이나 무서울 수 있다는 비유적 표현입니다.

따라서 치료 과정에서 발생하는 금전적인 문제, 부모님과 가족들의 재정을 관리하는 방법에 대해서도 충분한 논의가 필요합니다. 건강보험이 적용되지 않는 신약의 경우 수백만 원에서 억대에 이르기까지 큰 비용이 들게 되는데, 일단 치료를 시작하면 엄청난 비용 때문에 가족들이 상상하기 힘든 부담을 겪을 수 있습니다.

모든 비싼 치료를 다 받을 수 있다면 좋겠지만, 초기에서 중기 암 환자에게는 비싼 신약이 필요 없는 경우가 많습니다. 그렇기 때문에 향후 치료를 결정할 때는 현재 환자의 암 상태와 가족의 전반적인 재정 상태를 모두 고려한 결정을 해야 하고, 치료진과도 충분한 논의가 필요합니다.

비싼 신약이 암 치료에 더 효과가 있다고 하더라도, "재정 독성"으로 인해 더 큰 갈등과 디스트레스를 경험한다면, 이 역시 환자의 경과에 암보다 무서운 영향을 미칠 가능성이 있습니다. 경제적인 부분뿐만 아니라, 부모님의 병 치료 과정에서 자녀로서 각자 어떠한 정도의 역할을 수행할지에 대해서도 가족 구성원들이 서로 기대치를 조율하고 이를 정기적으로 검토하는 과정이 중요합니다.

돌봄 제공자인 나, 어떤 역할을 해야 할까요?

충분한 소통을 통해 부모님에게 어떠한 도움이 필요한지 알게 되었다면, 구체적으로 할 일의 목록을 만드는 것이 좋습니다. 환자와 동행할 치료 스케줄, 법적·경제적인 부분에 대한 관리 계획, 가족과의 정기 미팅 등이 해당 목록에 포함될 것입니다. 환자 상태를 주기적으로 관리하고, 응급 상황에 대처하기 위한 연락처 목록도 보관해 두는 것이 좋습니다. 피치 못할 사정으로 돌봄을 제공하는 자

재정 독성은 의료비 부담으로 인한 물질적인 어려움, 동반된 스트레스와 걱정을 포괄하는 심리적 어려움을 아우르는 개념입니다. 암 환자는 일반인보다 재정 독성에 노출될 가능성이 2.5배 더 높다고 알려져 있습니다.

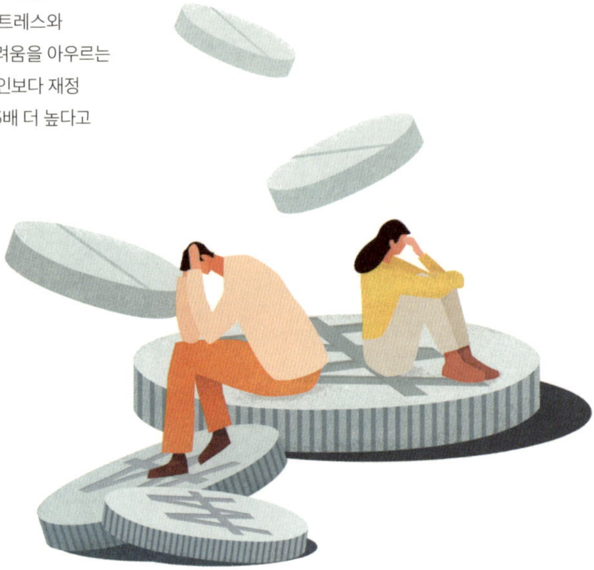

녀가 역할을 못 하게 될 경우에 대비해, 해당 목록을 다른 가족 구성원이나 다른 사람들에게 제공할 수 있도록 관리하는 것도 필요합니다.

법적 서류들에 대한 관리도 미리 시작하는 것이 좋습니다. 향후 연명 치료와 관련한 부분, 재산과 관련한 위임 등의 다양한 논의를 미리 할 필요도 있을 것입니다. 부모님이 향후 해야 하는 일을 치료 때문에 수행할 수 없는 경우 누가 해당 일을 도울 수 있는지에 대해 생각하고 이를 정리해 두는 것도 필요합니다.

암 진단을 받게 되면, 처음에는 충격적인 소식인 암 진단 사실에 대해 부정하게 되고, 왜 이런 병에 걸렸는지 분노하는 단계를 거쳐, 점차 현실을 인정하는 타협 단계에 이릅니다. 마무리 짓지 못한 중요한 일이 끝날 때까지는 반드시 버티겠다는 마음을 먹거나, 자녀 결혼 때까지는 꼭 살아야겠다고 생각하기도 하죠. 하지만 치료 과정이 길어지면서 점차 신체적·정신적으로 지치게 되는데, 이때 우울감을 경험하게 됩니다.

우울 단계를 잘 넘어서면, 스스로 죽음과 남은 인생의 의미를 정리하고, 암을 받아들이고 현실적인 목표를 세우는 자연스러운 과정을 거치게 됩니다(부정-분노-타협-우울-수용). 앞서 말했던 과정을 거치는 중에, 특히 환자가 우울 상태일 때는 주의할 점이 있습니다. 막연히 괜찮을 것이라는 어설픈 위로를 건네거나, 실의에 빠진 환자에게 강하게 마음먹으라는 질책을 하는 것은 좋지 않습니다. 부모님이 이야기하실 때 옆에서 경청하는 자세로 공감하고 들어주는 것이면 충분합니다. 때로는 부모님의 심리 상태를 돌보는 데 전문가의 도움이 필요할 수 있으므로, 정신건강의학과 진료가 필요한지 잘 살펴보아야 합니다.

암 환자인 부모님을 돌보는 나, 내 마음은 어떻게 돌봐야 할까요?

부모님이 암 진단을 받고 치료를 시작하게 되면, 자녀 본인의 정신건강 및 신체 상태를 관리하는 데에는 소홀해지는 경우가 많습니다. 특히, 마음건강 관리에 대해서는 더욱 소홀해지기 쉽지요. 암 환자와 똑같지는 않더라도, 자녀 역시 "부정-분노-타협-우울-수용"이라는 비슷한 심리 과정을 경험하게 됩니다. 자녀 본인의 마음 상태를 잘 관리하고 유지할 수 있어야 장기간의 암 치료 과정에서 더 나은 돌봄 제공자 역할을 할 수 있다는 것을 이해해야 합니다. 나의 마음건강을 지키려면 어떻게 해야 할까요?

혼자 감당하고 돌봄을 제공해야 한다는 마음에서 벗어나세요.

먼저, 부모님의 암 진단 및 치료 과정을 본인 혼자 감당하고 돌봄을 제공해야 한다는 마음에서 벗어나야 합니다. 부모님을 돌보는 일은 가족 구성원 모두와 때로는 치료진, 간병인을 포함한 다른 사람들이 나눠서 부담하는 것입니다. 한발 물러서서, 반드시 본인만의 휴식 시간을 확보해야 합니다.

하루쯤은 환자 보호자가 아니라 부모님의 아들, 딸로 돌아가 보세요.

암 환자 보호자 역할에서 잠시 벗어나, 특정한 하루나 일정 시간 동안에는 부모님의 아들이나 딸의 역할에만 신경 쓴다는 마음으로 부모님을 대해 보는 것도 필요합니다. 이러한 접근이 부모님과의 우호적인 관계를 유지하고 발전시키는 데 생각보다 큰 도움이 될 수 있습니다.

나 자신으로서 행복한 시간을 보내보세요.

부모님의 치료 과정을 챙기는 것과 함께, 평소에 맺고 있던 인간관계와 취미 활동 등을 지속하려고 노력해야 합니다. 우정, 사랑, 일, 좋아하는 활동과 관계된 것들을 단절해 버려서는 안 됩니다. "부모님은 치료받느라 고생 중이신데, 나 혼자 이렇게 행복한 시간을 보내도 되나." 하는 생각이 들 수도 있고, 왠지 모르게 죄책감이 들 수도 있겠지요. 하지만 자신에게 투자하고, 에너지를 다시 채우는 과정은 부모님을 위한 에너지를 얻는 과정임을 잊지 마세요.

내 마음을 회복하는 시간을 마련해 보세요.

본인의 마음건강 관리를 위해 노력하는 과정에서 몇 가지 걸림돌이 있을 수 있습니다. 무엇보다 시간이 부족한 경우가 많을 것이고, 복잡한 감정 상태 때문에 적절한 도움을 받는 것을 주저하거나 시기를 놓쳐 마음 상태를 회복하기까지 더 오랜 시간이 걸리는 경우도 많이 있습니다. 이럴 때 현재 직장에서 휴가, 휴직이나 직원 심리 상담 지원 프로그램과 같은 도움을 받을 수 있는지 알아보세요. 이런 제도를 적극적으로 활용하면 자기 마음을 회복하는 시간을 마련할 수 있을 겁니다.

최근에는 온라인으로도 심리 상담 서비스를 받을 수 있습니다. 여러 가지 방법이 생겨나고 있고 앞으로 더 활성화될 것입니다. 또한 꼭 전문적인 서비스가 아니더라도 마음이 맞는 친구, 종교가 있는 경우라면 해당 종교의 도움을 받아 심리적인 어려움을 털어놓고 상의하는 것도 좋은 방법입니다.

보호자로서 일기를 써 보세요.

평소 일기를 쓰지 않았다면, 보호자로서의 하루하루에 대한 일기를 쓰는 것도 도움이 될 것입니다. 그날그날 한 일과 감정 상태를 기록으로 남기고 살펴보는 것이 마음건강 관리에 큰 힘을 발휘할 수 있습니다. 예를 들어, 기록을 다시 읽어 보면서 객관적으로 부모님의 암과 관련 없는 활동이 너무 부족하지는 않은지, 규칙적으로 운동을 하고 있는지 등을 확인하고 의식적으로 행동을 변화시킬 수 있습니다.

본인의 건강검진도 신경 써야 하고, 아무리 바쁘더라도 이상 증상이 있을 때는 병원을 찾아 검사해야 합니다.

하루 중 특정 시간에 마음을 진정시키거나 기분 전환을 할 수 있게 음악을 듣는 것도 효과적인 방법입니다.

주변의 도움을 감사히 받아들이는 게 중요합니다.

마지막으로, 주변의 누군가가 본인이나 부모님을 돕겠다는 의사를 표현한다면, 거절하지 말고 감사히 도움을 받는 것이 좋습니다. 부모님의 암에 대처하는 과정에서 발생한 심리적 위기 등의 여러 가지 어려움을 무사히 넘기고 난 뒤에, 도움을 받은 분에게 다양한 방법으로 충분히 보답할 시간이 있을 것입니다. 어쩌면 도움을 주신 분은 암 치료를 무사히 견디신 부모님과 보호자 역할을 충실히 해 온 자녀가 신체와 마음의 건강을 회복한 사실만으로도 충분하다고 생각하지 않을까요.

참고문헌

1. AMERICAN SOCIETY OF CLINICAL ONCOLOGY. CARING FOR A LOVED ONE WITH CANCER. Alexandria (VA); 2021.

2. 임연옥, 장대영, 최대로, 강석윤, 박영석, 윤현숙, 이현주, et al. 의사의 노인 암 환자에 대한 차별: 암 진단 고지와 치료 설명을 중심으로. Korean Journal of Health Promotion. 2016; 16(2): 101-110.

3. Danbee Kang, Ka Ryeong Bae, Jihyun Lim, Nayeon Kim, Sungkeun Shim, Sun Seog Kweon, et al. Impact of objective financial burden and subjective financial distress on spiritual well-being and quality of life among working-age cancer survivors. Supportive Care in Cancer. 2022; 30: 4918-4926.